水 MINAMATA 俣

水俣よ サヨウナラ、コンニチワ

1974−2013

小柴 一良
KAZUYOSHI KOSHIBA

日本教育研究センター

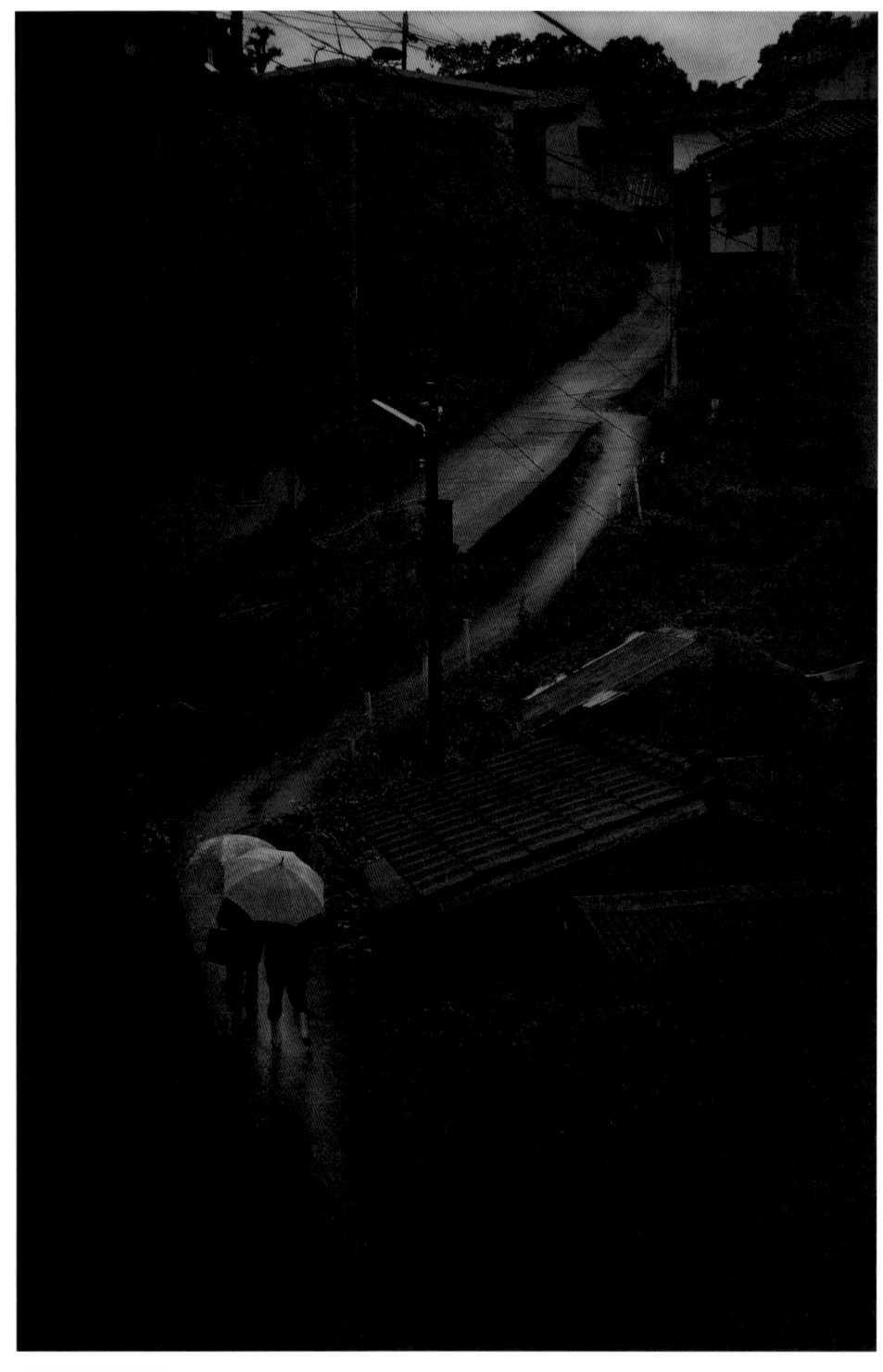

水俣市月浦坪谷
この海辺の漁家の幼女2人が、工場の付属病院にかつぎ込まれた。それが水俣奇病の発見となった　　　　　　　　　　　　　　　　　　　　　　　　　＜2008年5月＞

はじめに

小柴 一良

　1970年11月28日、大阪の厚生年金会館であったチッソの株主総会にペンタックス1台を持って行った。一株運動で水俣から来た患者さんや支援の人たち、「怨」の旗、そしてスピーカーから聞こえる右翼の罵声。騒然としていた。入口付近で撮影中、ドーッと人が押し寄せ、株主とかプレスとかの資格もない自分もあっという間に会場内へ入った。総会は15分ほどで終わったが、その後が小競り合いと罵声ですごい混乱だった。私の作品は、構図は悪い、ピントは甘いで散々、気に入ったものは一枚ほどしかなかった。広角レンズを持っていなかったのが悔やまれた。

　将来はプロとして写真をやりたかった。新聞社を受験したが失敗した。フリーランスの立場では大変だろうなと考えたが、やはりその道しかないと思った。大阪のあるスタジオに入ることになった。

　そこでは、商業写真と桂離宮、伝統文化、古美術を中心とした撮影だった。仕事は楽しかったが自分の考えているような分野の仕事ではなかった。その間、土門拳氏の京都や奈良の撮影助手をする。当時、土門さんは身体も悪く車いすで東京から来られた。会話もままならず、東京のお弟子さんたちが中心となって撮影は進められた。撮影で驚いたことは、「ヤーッー」と、大きな声で被写体をにらんでシャッターをきることであった。一番の思い出は奈良の室生寺の撮影で、私が土門先生をおんぶして長い石段を登って現場にお連れすることだった。上背はそれほどでもなかったが、がっちりとした身体で、すごく重かった。手伝いの礼として、自筆のサインと朱の印が押された『死ぬことと生きること』『写真作法』などの著作を送っていただいた。

　足かけ約2年の助手生活にピリオドをうち、写真家としての自分のテーマを見つけなければならなかった。当時、私たちの世代は「ベトナム」と「ミナマタ」という2つのことが報道写真をこころざすものにとって、最大のテーマだったのではないかと思う。

　しばらく考えて、水俣を記録するべく移住を決意し、カメラバッグとリュックサックを持って、1974年（昭和49年）初夏、神戸からフェリーに乗った。

　その前年の熊本水俣病訴訟で、原告が勝訴していた。その人たちは「もう、そっとしておいてほしい」という気持ちだったと思う。そんな中での撮影は、なかなか困難だったが夢中でシャッターを押し続けた。特に撮影の中心になったのは私とほぼ同年代の胎児性患者の人たちだった。

　その時、W.ユージン・スミスとも知り合いになり水俣の人たちと飯を食ったり、酒を飲んだりして楽しい時を過ごした。スミスがその年（1974年）にアメリカに帰国することになった。彼は、住んでいた下宿の家賃を半年先まで払っているので住まないか、と私に言った。まもなく引越しの手伝いに行った。食器棚にはサントリーレッドのポケット瓶のカラがずらりとならんでいた。乾燥器、薬品タンク、その他のものは捨ててくれと言われたが記念品としていただくことにした。1978年10月アリゾナ州のツーソンで59歳で亡くなった。

　1975年、私は鹿児島県側の未認定患者の人たちが気になり、水俣から出水市に移住した。だが、時間の経過と共に当初は、新鮮に見えた被写体もだんだんと平凡なものとなった。生活のため、水俣で漁師になろうと船舶免許も取り、家族も設け、そして現地の人も受け入れてくれた。しかし4年間水俣病の現場に身を置きながら、写真は思うように撮れなかった。水俣は自分の青春の失敗の場と総括するしかなかった。「水俣よ　サヨウナラ」。1979年春、親子3人で大阪に戻ることにした。

　水俣の写真は一切発表しなかった。将来もその気はなかった。

　2006年に桑原史成氏より「水俣を見た7人の写真家たち」展への参加要請があった。固辞した。しかし桑原氏の強引さに負けた。2007年4月、水俣に"帰郷"し、旧知と抱き合って再会を喜んだ。身障者の共同作業所『ほっとはうす』を訪ねた時、長井勇、金子雄二、加賀田清子たちが私を覚えていてくれたことには感激した。28年ぶりに「水俣よ、コンニチワ」となった。水俣病は終わってはいなかった。そして数回、水俣でのシンポジウムに参加するうち今度こそ、今の水俣を記録すべきでないのかと考えるようになった。

　公式発見（1956年・昭和31年）から半世紀以上が経過した。2,273名の認定患者そして未認定や未申請の65,000人以上が救済を求めている（2012年7月31日現在）。不知火海の住民は約50万人。なんらかの有機水銀汚染の影響があるのだろう。天草の離島とはいえ、水俣湾はすぐ目の前である。汚染された魚を食べた人たちの中に私は多数の患者を見た思いだった。

　水俣病は劇症型のイメージが強いが外見的に見えないひどいこむら返り、肩こり、頭痛、物忘れ、味覚障害など目に見えない症状で苦しんでいる人たちが多い。深刻なのはこのような潜在患者であり、何らかの理由で手を上げていない人たちはいまだに結婚、就職、商売上の差別があるからだろう。以前は子供の差別の心配だったが、今は孫の心配に移り変わった。豊かな海が奪われ、家族、親類、そして友人関係もズタズタにされ、これからも生きて行かなければならない。

　私の友人たちである胎児性水俣病患者の多くが、50歳代半ばから後半になった。最近まで不自由ながら歩いていた人が今はもう車いすを使っている。周りの人たちもだんだん亡くなり、親も亡くなり、自分一人になっていく。その時の孤独、恐怖感はいかばかりであろうか。

　水俣病の歴史は、人間としての尊厳と権利をかけた50年以上にわたる闘いである。私は水俣を大声で叫ぶような写真を撮ったつもりはない。しかし、この写真の背後には表現しつくせない深い世界が水俣にはあると思っている。これからもそこにある市井の風景を記録していこうと考えている。

　この写真集のために被写体になってくれた人々、掲載する事を快く了承してくれた人々、処女写真集をつくるにあたり有意義なアドバイスを頂いた桑原史成氏・関係資料の調査など多大なご支援を頂いた西村幹夫氏・題字を揮毫して頂いた鬼塚勇治氏, そして私のわがままな要求を受け入れていただいた日本教育研究センター岩田弘之氏、熊谷茂一氏、その他の方々の協力に対し心よりお礼申し上げます。

（文中敬称略）

断絶28年を経ての水俣再訪

桑原 史成

　小柴一良と知り合って33年が過ぎた。彼との出会いは、いま思い起こしてもまことに奇遇なことであった。

　1977年(昭和52年)1月15日、水俣市では恒例の成人式が行われていた。ぼくはその日を水俣で撮影することを試み、企画を進めてきた。式典の会場は、間違いがなければ市の公会堂であったと思う。ぼくは地元の記者たちと共にスナップ写真を撮った。

　その日の夕刻、いよいよぼくが狙いを定めている企画の実行に移る。成人式を終えた新成人たちは、友人たちと会食するであろう。しかし一般の新成人にぼくの関心はない。1956、7年ころに生まれた胎児性の水俣病患者で新成人になった人たちを家族と共に集合の写真の一枚に収めるのが狙いであった。

　漁村地区の水俣市袋湯堂には坂本しのぶがいた。坂本家の座敷には親族や知人が集まり盛大な宴が開かれた。宴席の正面に、しのぶは華やかな和服を装い緊張感を漂わせて、ポツンと正座していたのが印象的であった。

　次いでぼくは上村智子の家に急いだ。水俣に住みつき撮っている塩田武史の車に同乗して、国道3号線近くの上村家に駆けつけた。

　ここでも親戚の人や知人たちが集まっていた。「まあ、一杯」と焼酎が出された。ぼくは軽くなめるだけで東京から事前に依頼しておいた集合写真を撮らせてもらった。鮮やかな晴れ着姿の智子を抱いた父の好男、母の良子や智子の妹弟たちが一緒に笑みを返してくれた。智子の表情もにこやかだった。最初のシャッターで決まったという手応えを得たが、集合の誰かにまばたきがあってはならないと考えて、さらに2度ほどシャッターを押した。撮影には写真の中心部に投光を強く当てるセンタースポットのストロボを採用したのが、ぼくの手法であった。「あああ、もう終わりなすったですと」と母の良子が大きな声をあげた。

　「成人の日、水俣」の撮影を終えた翌日だったと記憶するが、ぼくは水俣湾北側のもう一つの漁村地区明神町に足を踏み入れた。そこは高台で眼前に不知火海が広がり、西の対岸には天草諸島も望める風光明媚な地である。ここに水俣きっての網元の前田家があることは17年前の1960年夏にぼくが初めて水俣に来たときから知っていた。

　その高台に目を移すと、まるで城壁を思わせるような石垣が築かれ、その上に新居が建っている。城主ならぬ大手網元の前田則義は水俣市や熊本県に対して影響力のある有力者でもある。その前田家の次女、小学生の恵美子をぼくは1966年に撮影する機会があった。この前田家からは水俣病の認定患者が多く出ていた。たしか10人以上(親族を含め)だと思われる。水俣の漁村では一見、豪華とも思える邸宅だった。

　玄関に通じる軒先ではブルドーザーが動き、敷地に玉石を広げる造園工事が進められていた。ぼくは庭先の入口のところで網元の則義に取材(撮影)の許しをもらう面談を続けた。が、同意を得るのは難しいと判断せざるを得なかった。水俣での取材は無理をしないこと。そのことは過去の体験でぼくは知っていた。地べたに置いていたカメラのバッグを手にして帰ろうとした時だった。「桑原さんと違いまス?」と関西弁が聞こえた。いまの声の主は一体、だれだろう。その直後に知るのだが、それが小柴一良であった。彼はぼくの処女写真集『水俣病』のことも、よく知っていた。寡黙で、私の依頼にはほとんど口を開いてくれなかった網元の則義が「小柴が知っている人間なら撮影に協力しよう」と対応が急に変わったのだった。

　こうして、ぼくの水俣作品の撮影取材の幅が広がっていった。だから、小柴はぼくの恩人なのである。

　水俣湾には漁獲の禁止海域が網で仕切られていた。網元の前田家は熊本県からの依頼で水銀汚染魚を捕獲して廃棄するのを目的にした漁を引き受けていた。無数の魚が容赦なく廃棄の大型タンクに投げ込まれる。有機水銀に侵された魚の排除に、どれだけの効果があったかは定かでない。その現場で地元の漁師にまじって背丈はあるが細身の小柴が手伝っていた。ぼくは不知火海の沖合いで操業が続けられている「打たせ漁」の撮影に漁船を出してもらえないかと希望を出した。それは帆船の勇壮な風景である。漁は水俣の漁民ではなく隣りのまた隣りの町、芦北町の漁師たちによる漁であった。網元は小柴に「連れて行ってやれ」と指示した。高速船は白い波しぶきを上げ、あっという間に操漁の海域に着いた。小柴は最近、海技免許を取得したとのことだった。

　その夜、ぼくは小柴の家に招かれた。小柴が網元の家と縁戚関係になった子細を語る。彼は大阪の出身で大学を出た後写真家の助手を経て、写真家を志し水俣の撮影に訪れた。この水俣で知り合い結婚した女性が網元の長女であったという。28歳の小柴は一見役者のような美青年で漁師仲間や縁戚の人たちから「浪速のジュリー」と呼ばれ、その後「TOKIO」をヒットさせる歌手の沢田研二にどこか似ているところがあった。

　水俣で撮影を断わられることは時にある。それはいささか屈辱的で時には絶望感のような虚しさを覚えることがある。小柴との出会いはまるで地獄で仏にあったような気がした。1977年は短い水俣滞在だったが、小柴はそれまでに自分が知りあっていた鹿児島県の未認定患者宅にも案内してくれた。「水俣の人と縁戚になれたことで地元での取材が、よそ者のぼくなどと比べて容易になったのではないか」とぼくは聞いてみた。

　しかし、小柴が口にした言葉は意外なものだった。「近寄りすぎて、ダメになった。写真家としてのスタンスがとれない」。水俣病患者の訴訟で患者会(互助会)が訴訟派と一任派に分かれ、セクト化している状況の中で取材行動には自ずと垣根が生じているようだった。網元の前田は一任派で水俣漁協の幹部の一人であった。

　こうして、小柴は「青春の失敗」と自分で総括することになり、2年後に家族3人で出生地の大阪に引き揚げている。生活の糧はドキュメント写真ではなく商業写真で、また海外での撮影にも多忙だったと後に聞いた。ぼくも生きていく仕事に追われ、いつの間にか交流が疎遠になった。

　1994年にぼくは大阪で写真展「病める大国・ロシア」を開く機会があっ

た。彼はやって来てくれた。まだ幼い小学生の息子と娘を連れての仲むつまじい父子の姿を垣間見た。このとき、妻とは離婚した、とポツリ呟いた。夕食の世話で帰宅を急ぐ彼の後姿を見送った。

　2007年の春、水俣市にある水俣病資料館で「水俣」を撮ったフリーの写真家たちで写真展「水俣を見た7人の写真家たち」を開催した。この企画の話は前年から当時の館長、吉本哲郎氏からあった。出展の人選はぼくに任され、ぼくの他に塩田武史、宮本成美、W・ユージン・スミス＆アイリーン・美緒子夫妻、芥川仁、田中史子、それに小柴一良を選んだ。

　しかし小柴は、OKとは言わなかった。病床の父の介護が表向きの理由だった。水俣病事件の一端を確実に記録していながら死蔵してきたフォト・ジャーナリスト志願者の負い目のような心境もあったかもしれない。

　激動の水俣で漁家の女性と縁ができ、それを引きずり葛藤と苦悶しながら生きてきた世にかくれた写真家、小柴一良に小さな発表の機会を、ぼくは何が何でもつくってやりたかった。

　父が他界したのを機に彼は意を決してくれた。開催までの日数は切迫していたがカビや変質を少しは免れたか、といったフィルムから9点を用意してくれた。それに1970年代の水俣病裁判の終結後も未認定患者が身悶える、壮絶な現場フィルムも含まれていた。歳月を経ても記録として残るドキュメンタリー写真の強さがあった。

　この写真展を機に、小柴が水俣を再訪したのは、28年ぶりであった。彼の作品タイトルは『水俣よサヨウナラ、コンニチワ』とあった。意表を突くタイトルだが彼の心情を正直に出したものなのだった。その背景には妻と離別した事情とも関わりがあったことに違いない。

　写真展開催日の前日の夕刻に小柴はかつての妻の実家を挨拶に訪れた。明神町の網元は資料館に隣接するところだった。彼はまず老いたかつての義母に会った。義母の表情からその心情をおしはかることは、他人のぼくにはできない。多分老母は、これで20年ぶりに孫に会えるかと、鼓動を高めたのかもしれない。別れた妻との再会は網置き小屋のそばで2人だけで果たした。「子どもを育ててくれて有難う」と言ってくれた。「まあまあ、といったところでしたわ」と彼は言った。

　小柴は、その3年後に別の女性と結婚した。そして、彼の「水俣よ、コンニチワ」の撮影がまた始まった。この本は、その初めての写真集である。

（文中敬称略）

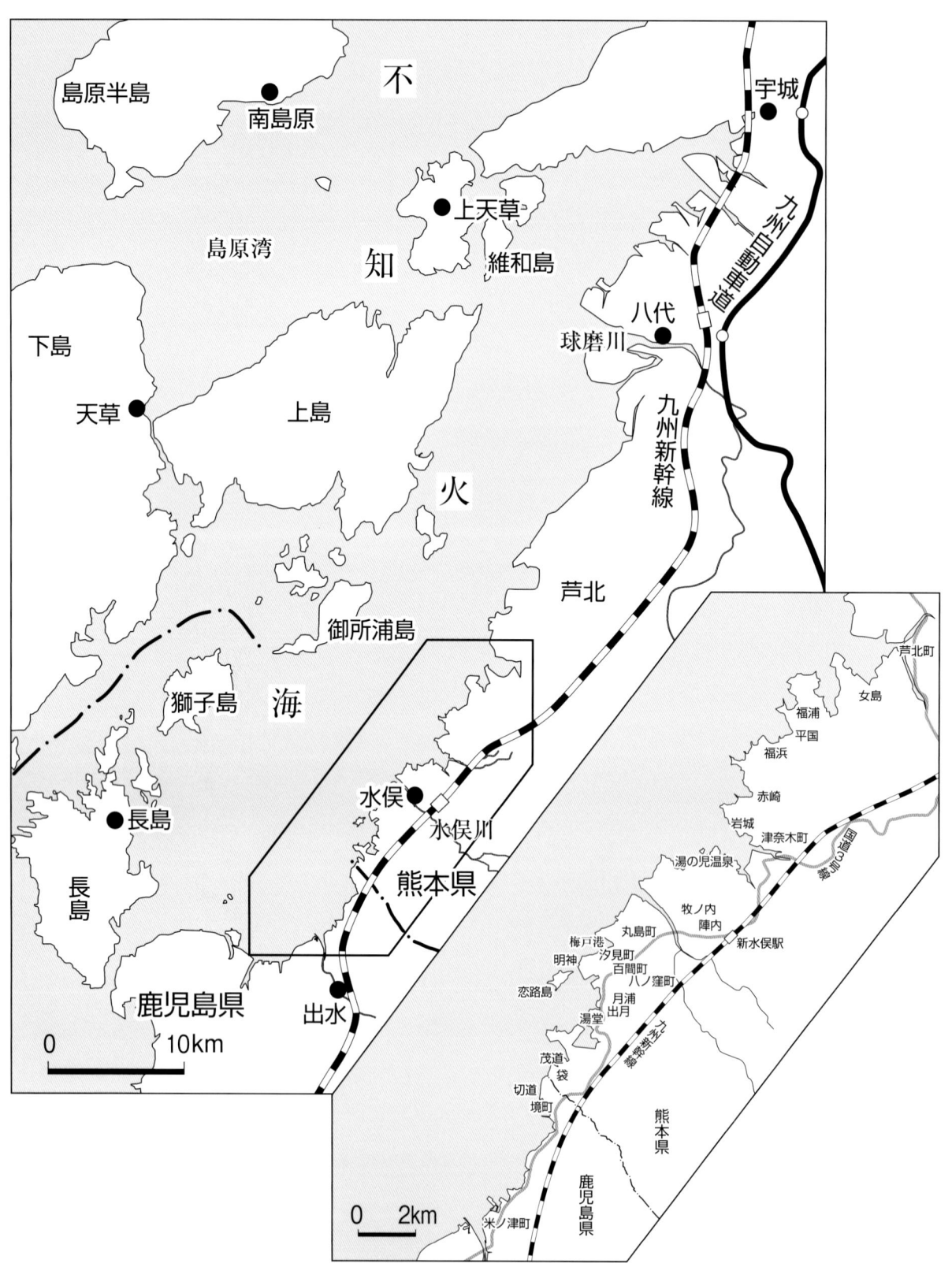

胎児性水俣病

　母はおなかの赤ちゃんが丈夫に育つようにと魚をたくさん食べた。それが毒魚になっているとも知らずに…。1955年（昭和30年）頃、奇病の漁民が人知れず苦しんでいた。生まれたばかりの赤ちゃんも、どことなくおかしく、「妙なかっ子」といわれていた。

　「水俣病」という言葉ができたのは、それから数年後、工場排水の有機水銀で毒魚になったせいだとわかったのは、さらにその後である。魚を食べていない赤ちゃんが水俣病になるはずはない、と医学者たちはいった。

　ある日、この病気で亡くなった子どもを解剖したところ、水俣病同様脳もやられていた。研究の結果、赤ちゃんたちは、母の胎内で有機水銀にやられたためと判断された。世界初の集団胎児性患者であった。彼らの多くはいま、50代半ばから後半になった。

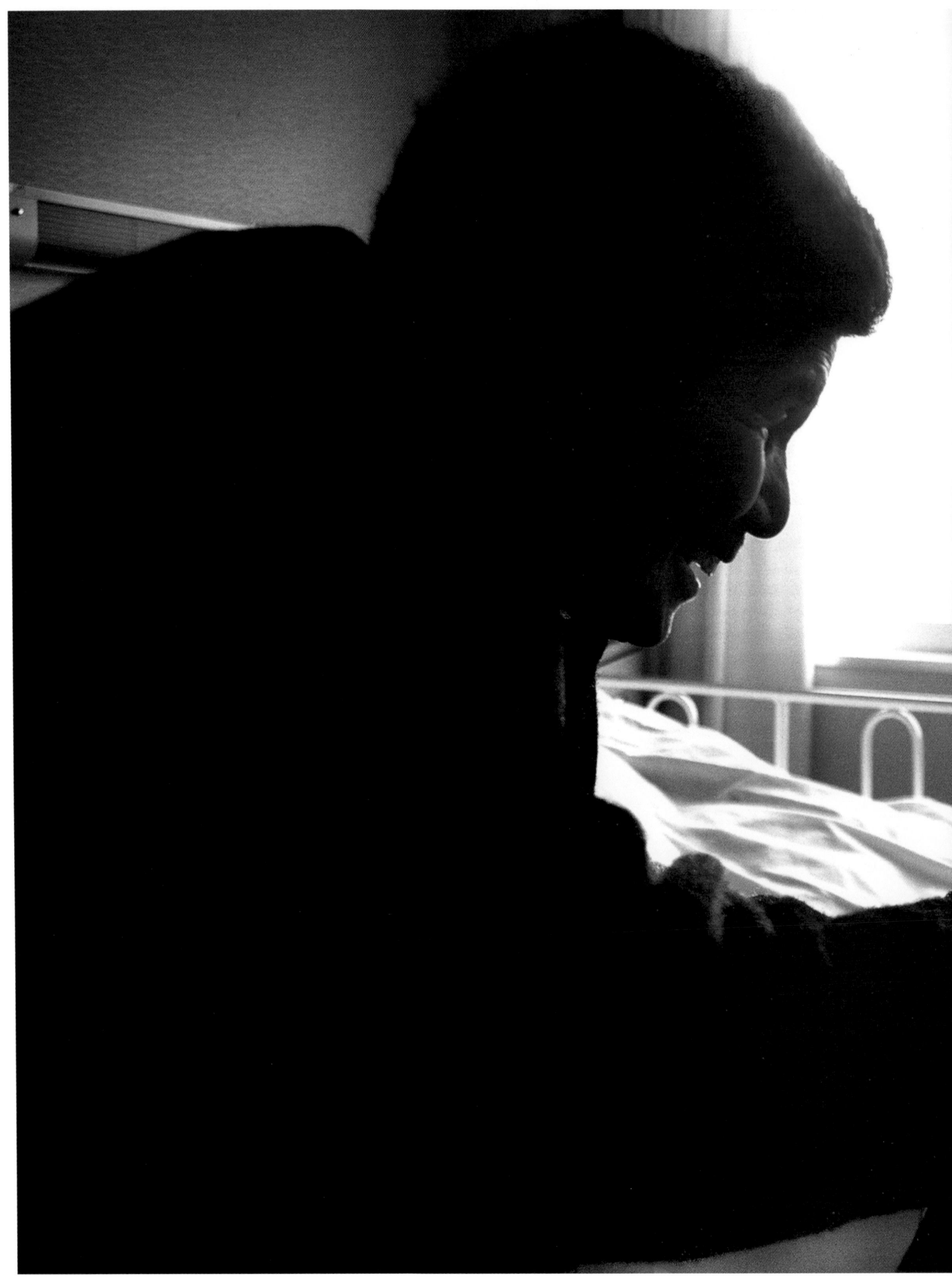

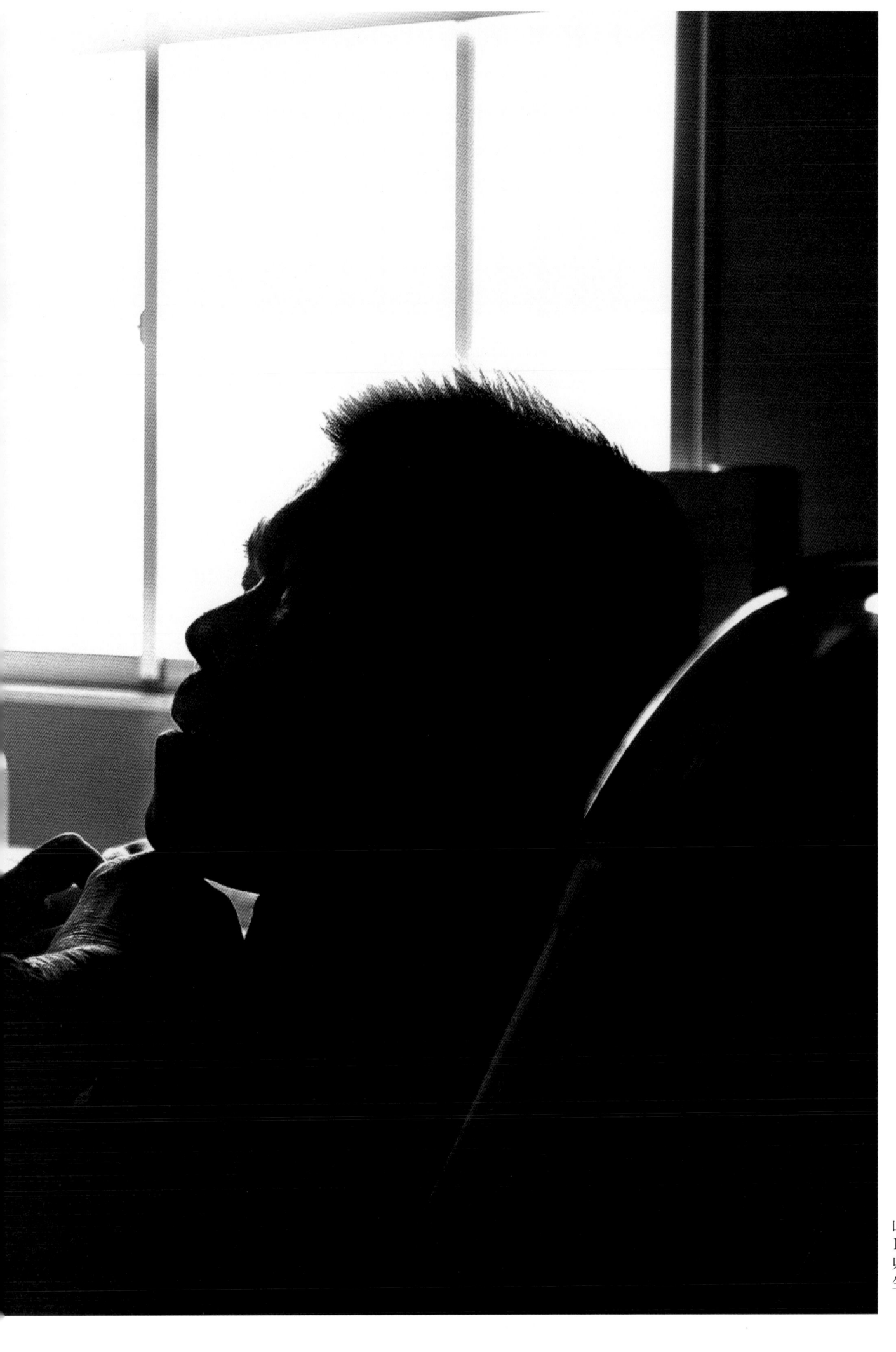

山本富士夫　母トシエと
1957年(昭和32年)熊本
県田浦町(現在は芦北町)
生まれ。3人兄弟の長男
　　　＜2008年2月＞

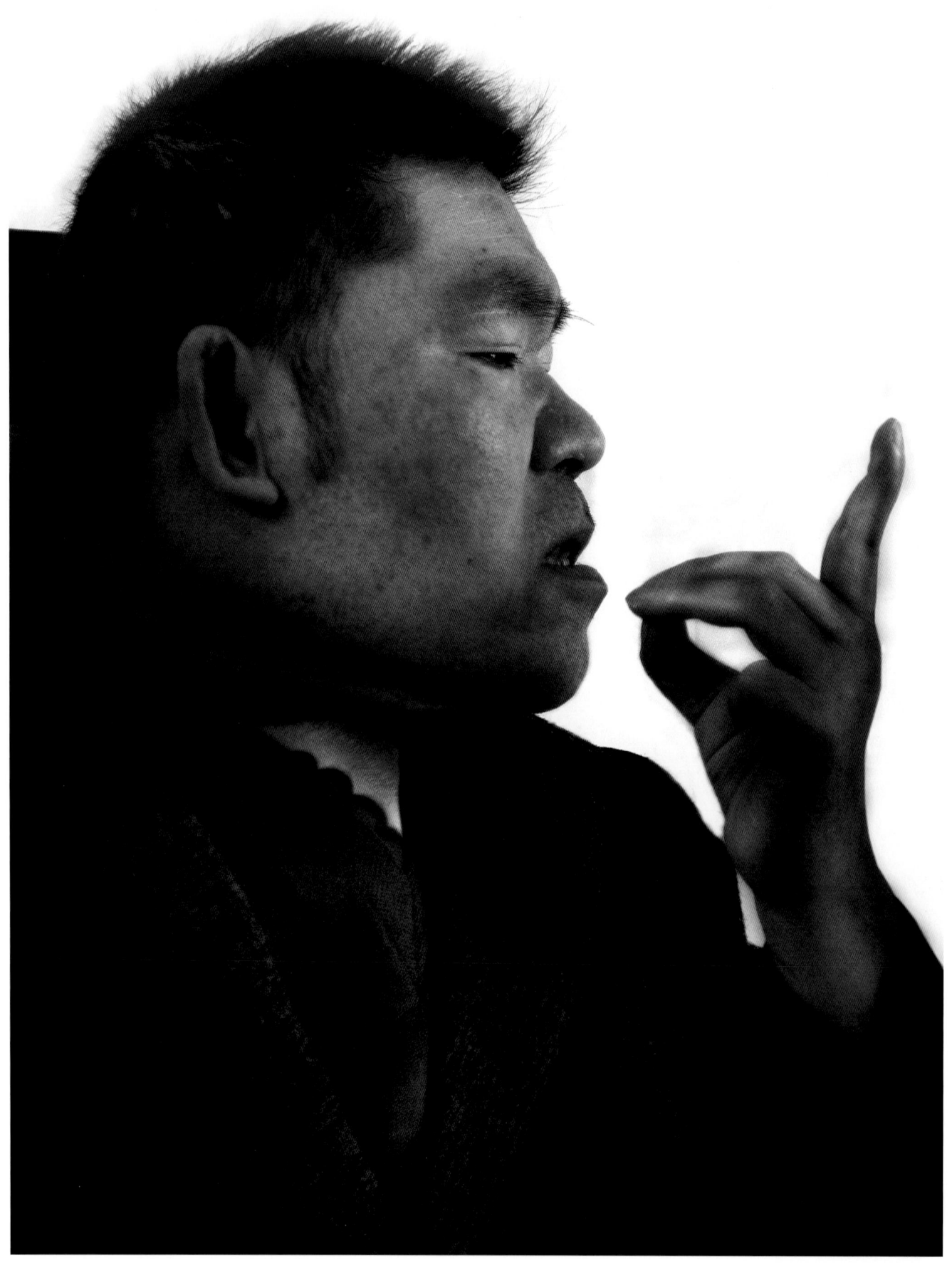

富士夫が生まれてまもなく、祖父は「この子は大きくなったら相撲とりにさせんば」といった。地元の赤ちゃん大会でも準優勝する体格だった
＜2009年5月＞

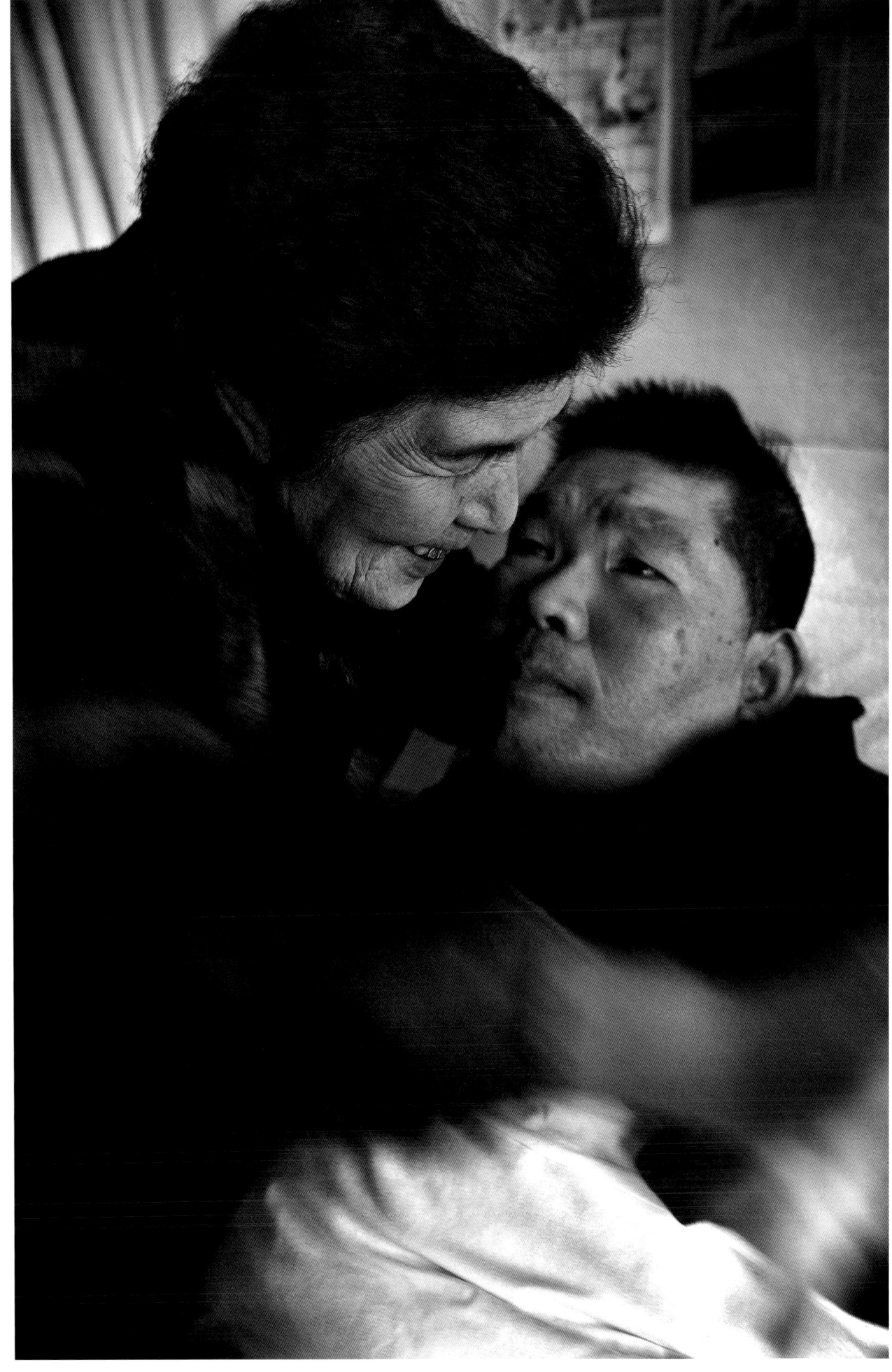

母トシエは週1回、明水園(1972年開設、水俣病患者の施設)に見舞う　　　＜2008年2月＞

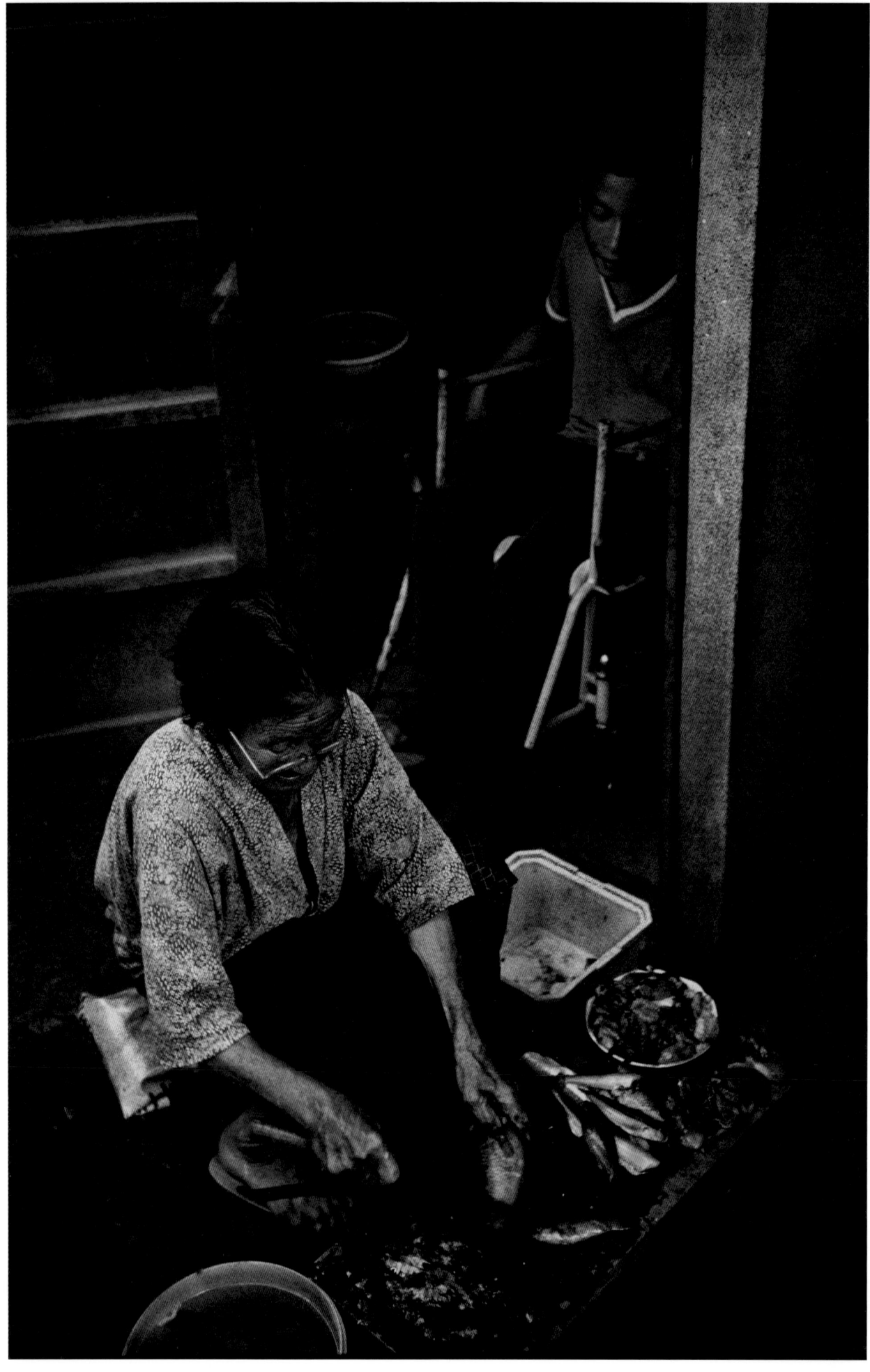

長井勇　1957年（昭和32年）出水市境町生まれ。祖母のスエと自宅で　　　＜1974年＞

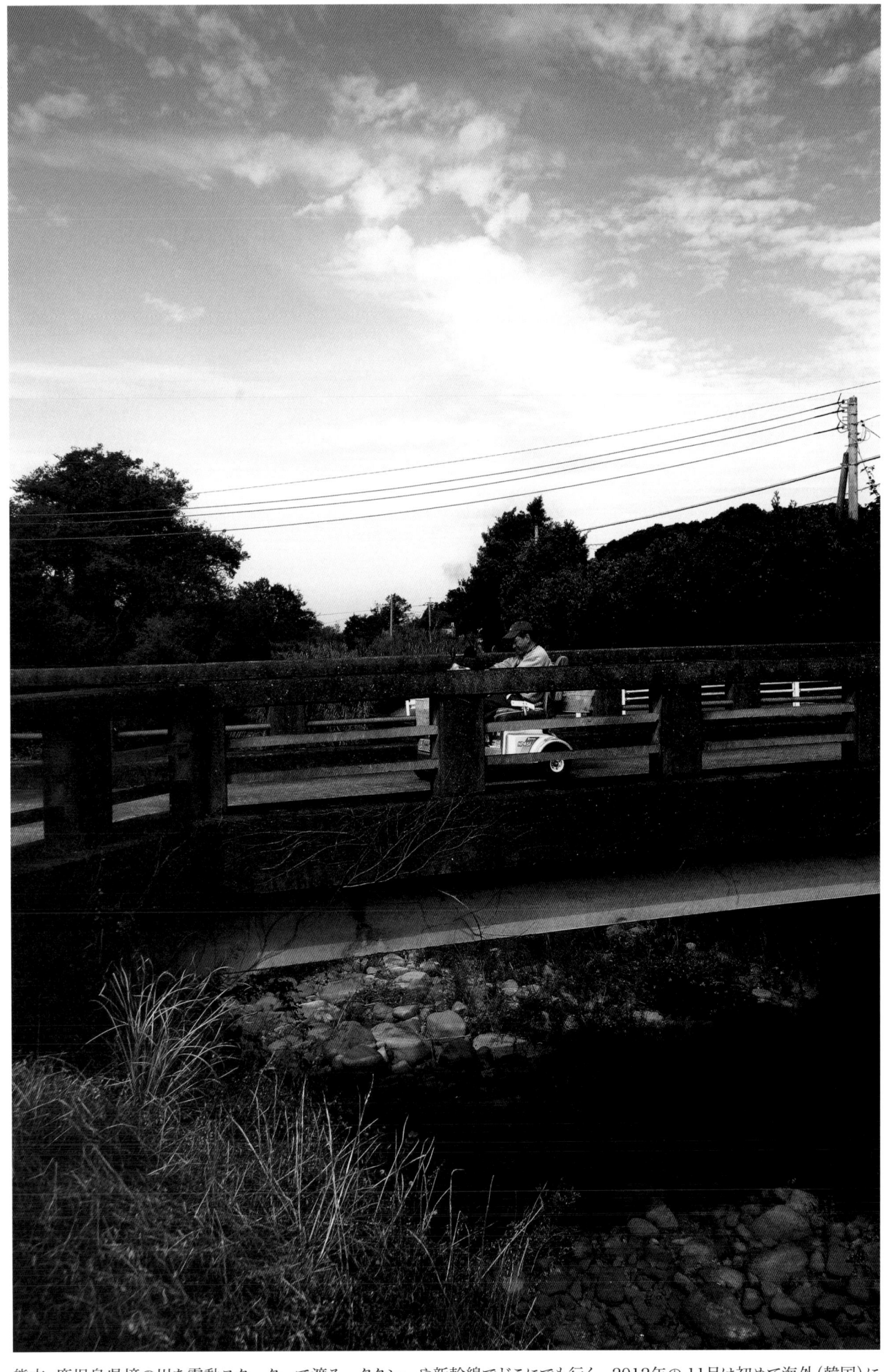

熊本・鹿児島県境の川を電動スクーターで渡る。タクシーや新幹線でどこにでも行く。2012年の11月は初めて海外（韓国）にも行った
＜2007年11月＞

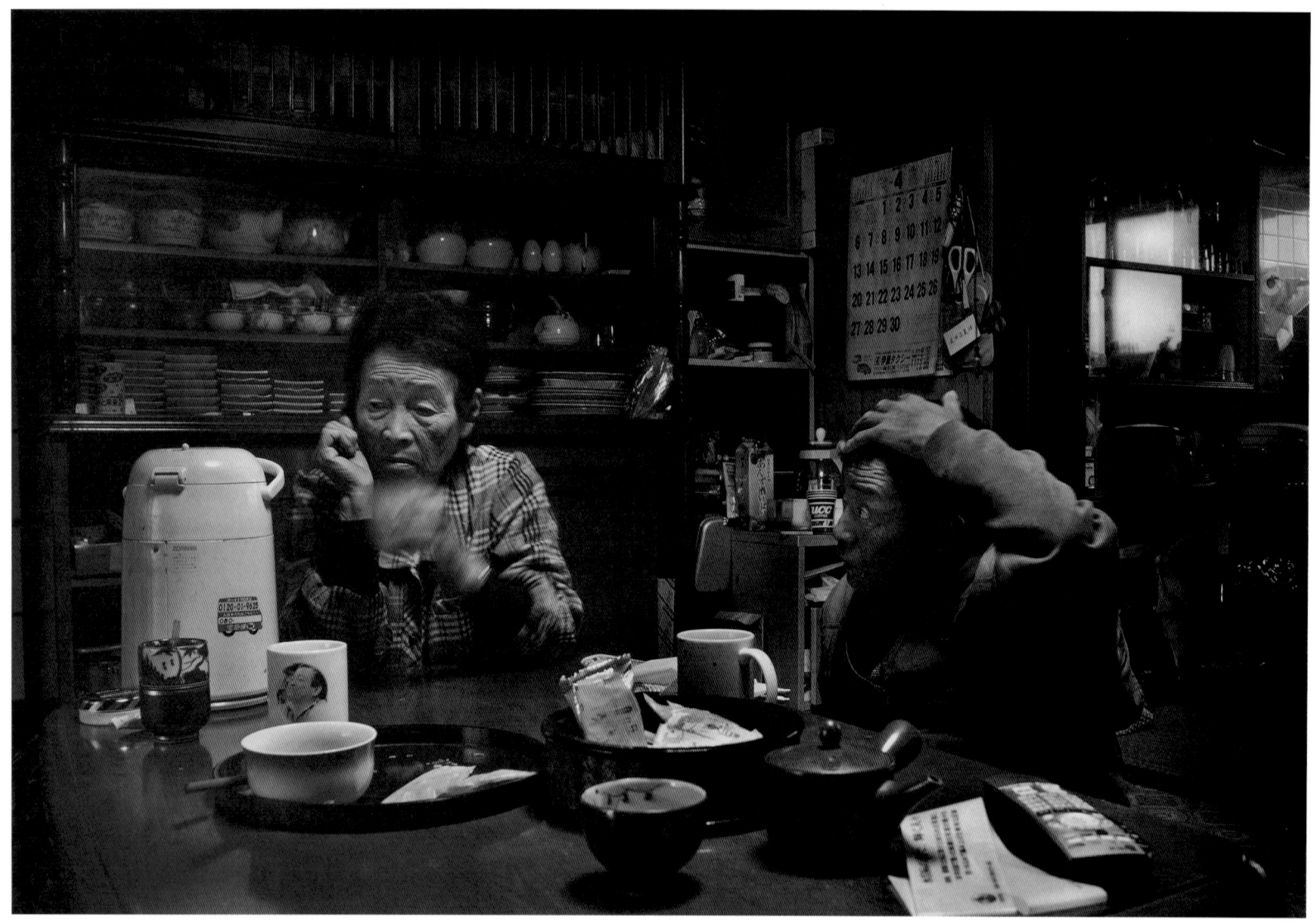

母のチカエは「いつも皆さんに迷惑ばかりかけて申し訳ない」という。出水市の自宅で　　＜2008年4月＞

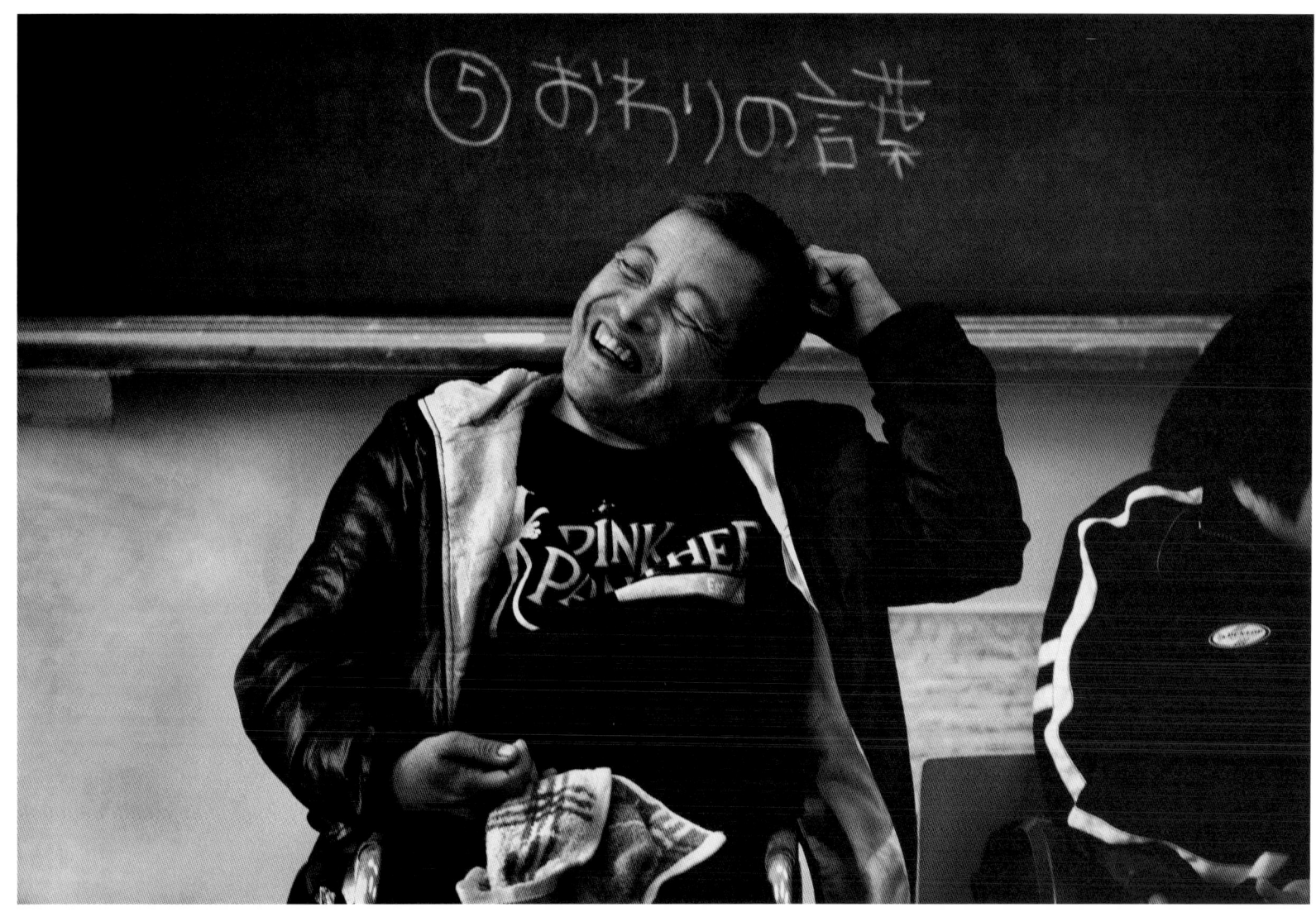

出前授業を頼まれると積極的に話す。佐敷(さしき)中学校で　　　　　　　　　　　　　　　　　　　　＜2008年2月＞

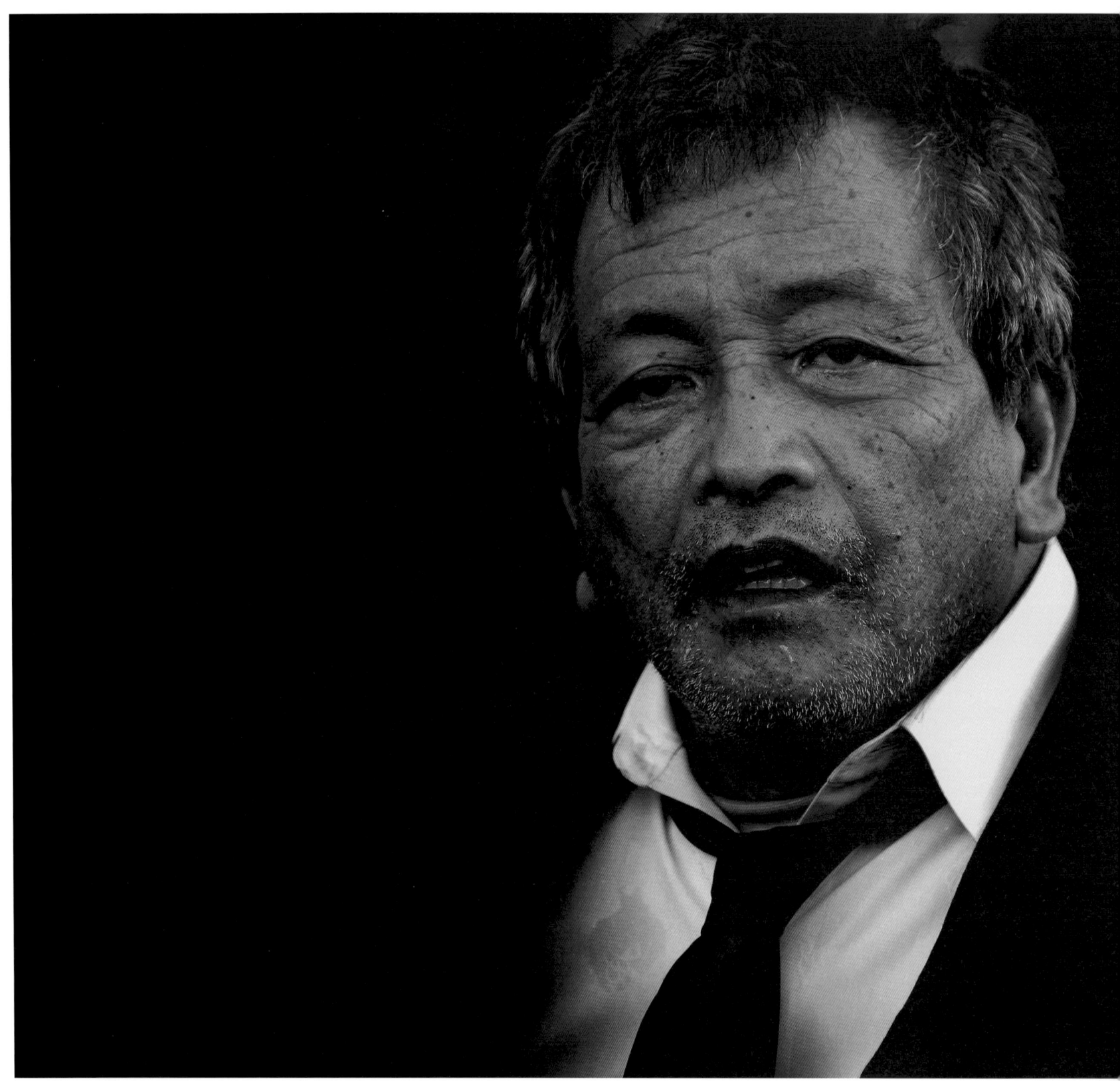

水俣市の埋立地につくられた親水護岸で
5月1日に営まれる水俣病慰霊祭で
　　　　　　＜2011年5月＞

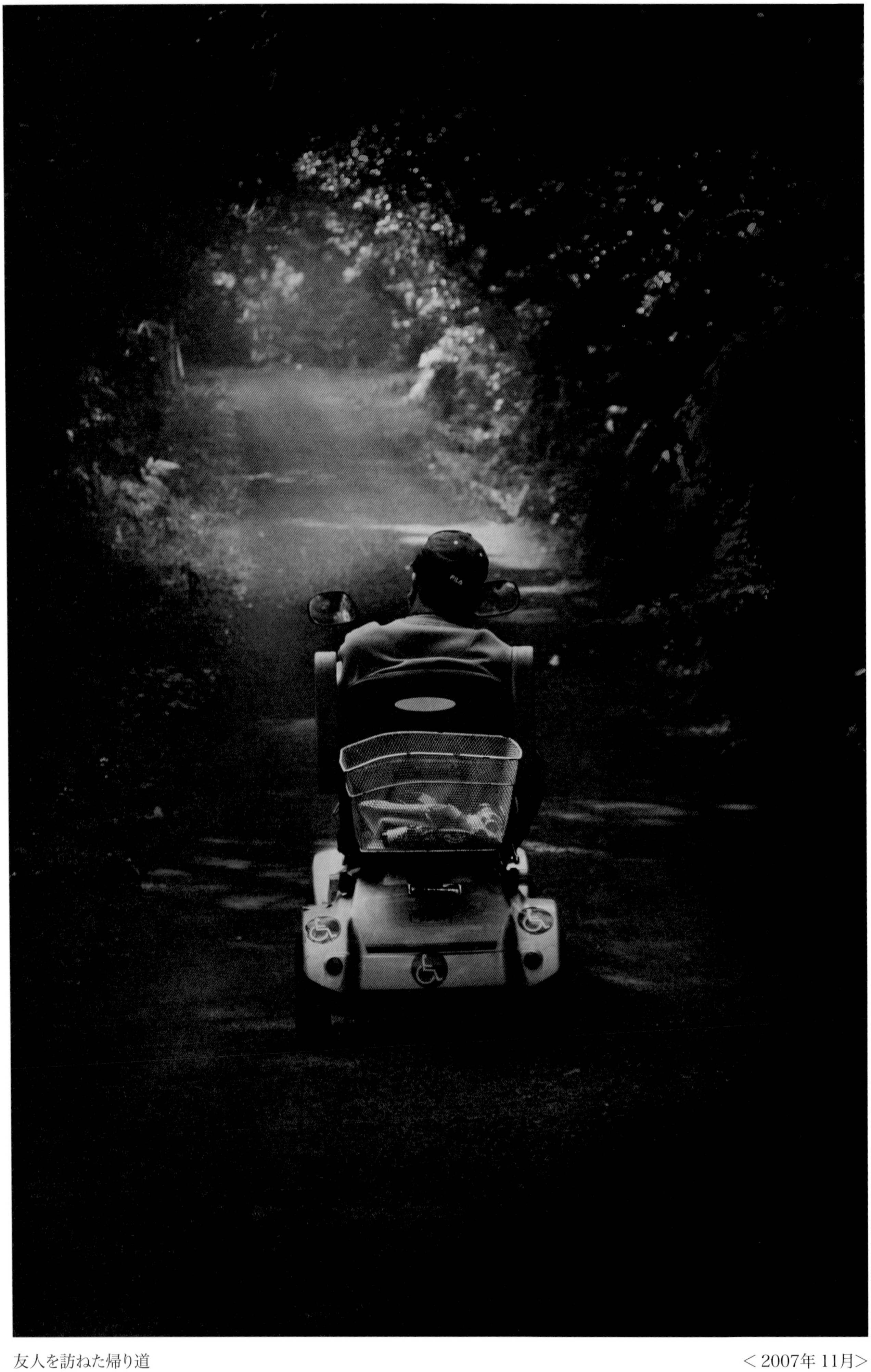

友人を訪ねた帰り道 ＜2007年11月＞

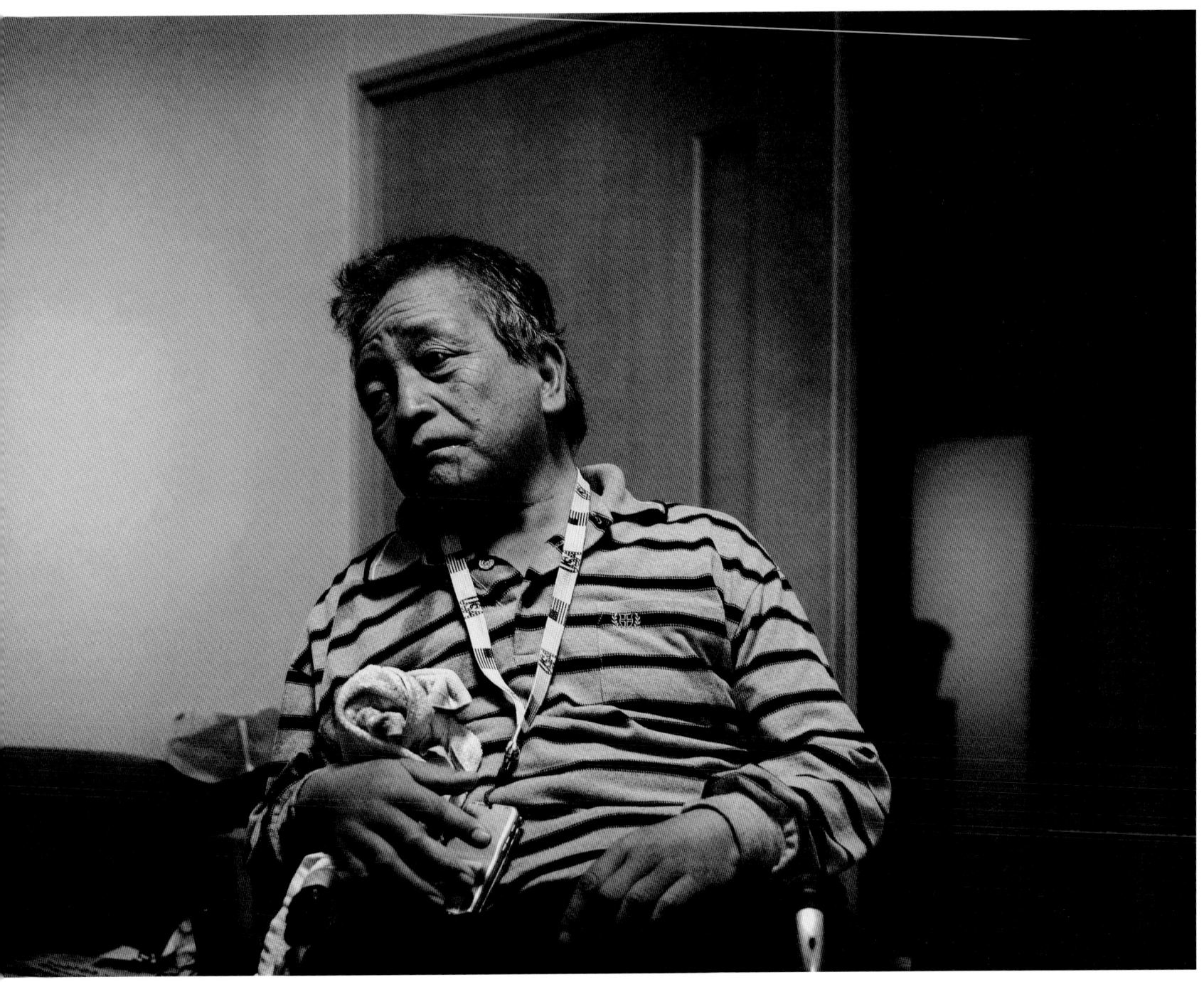

このころ体調を崩し、熊本市内の病院に入院した。室内でも車いすがないと動けなくなった。自宅で 〈2011年5月〉

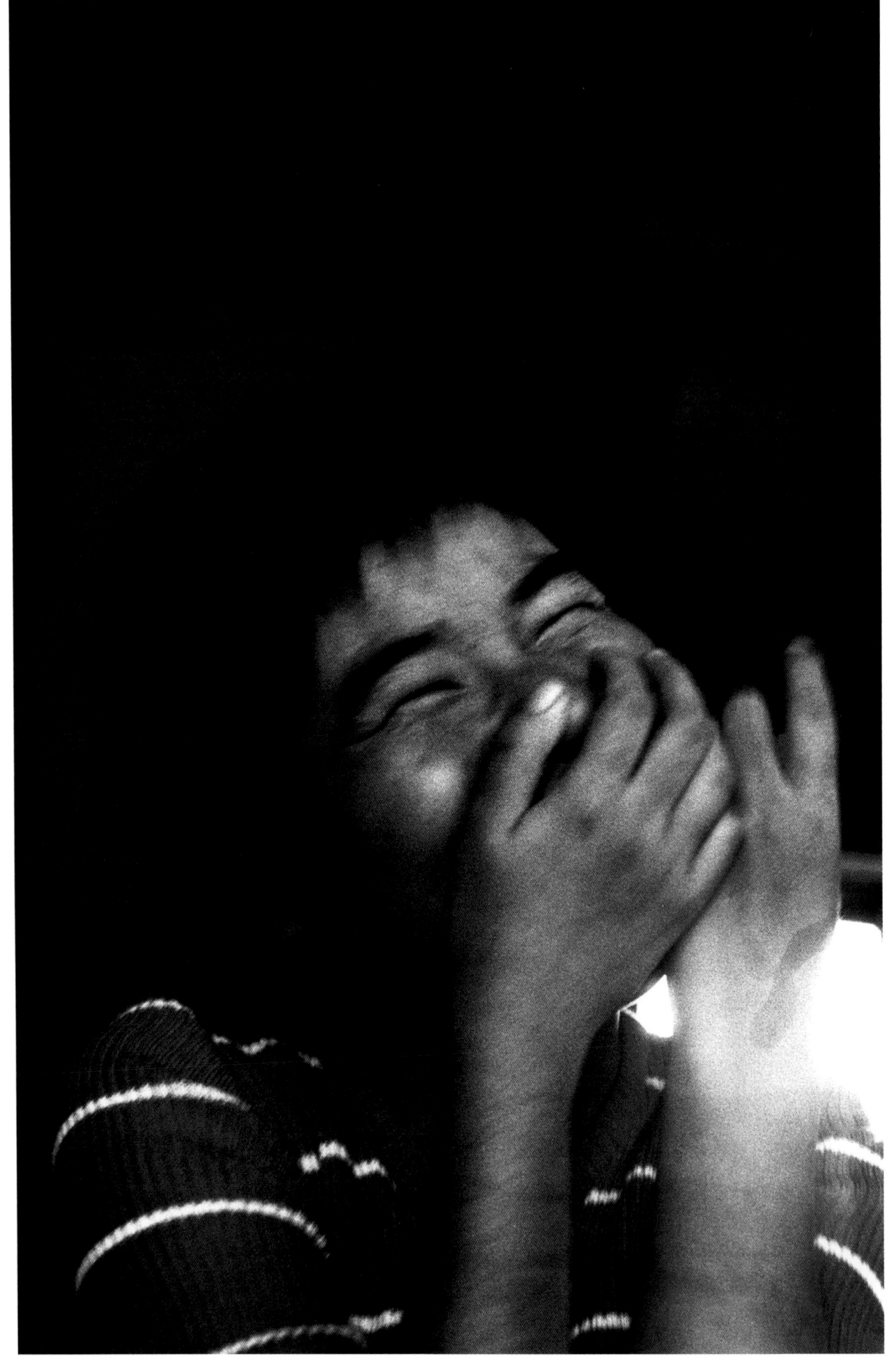

坂本しのぶ　1956年（昭和31年）水俣市袋湯堂生まれ　　＜1974年＞

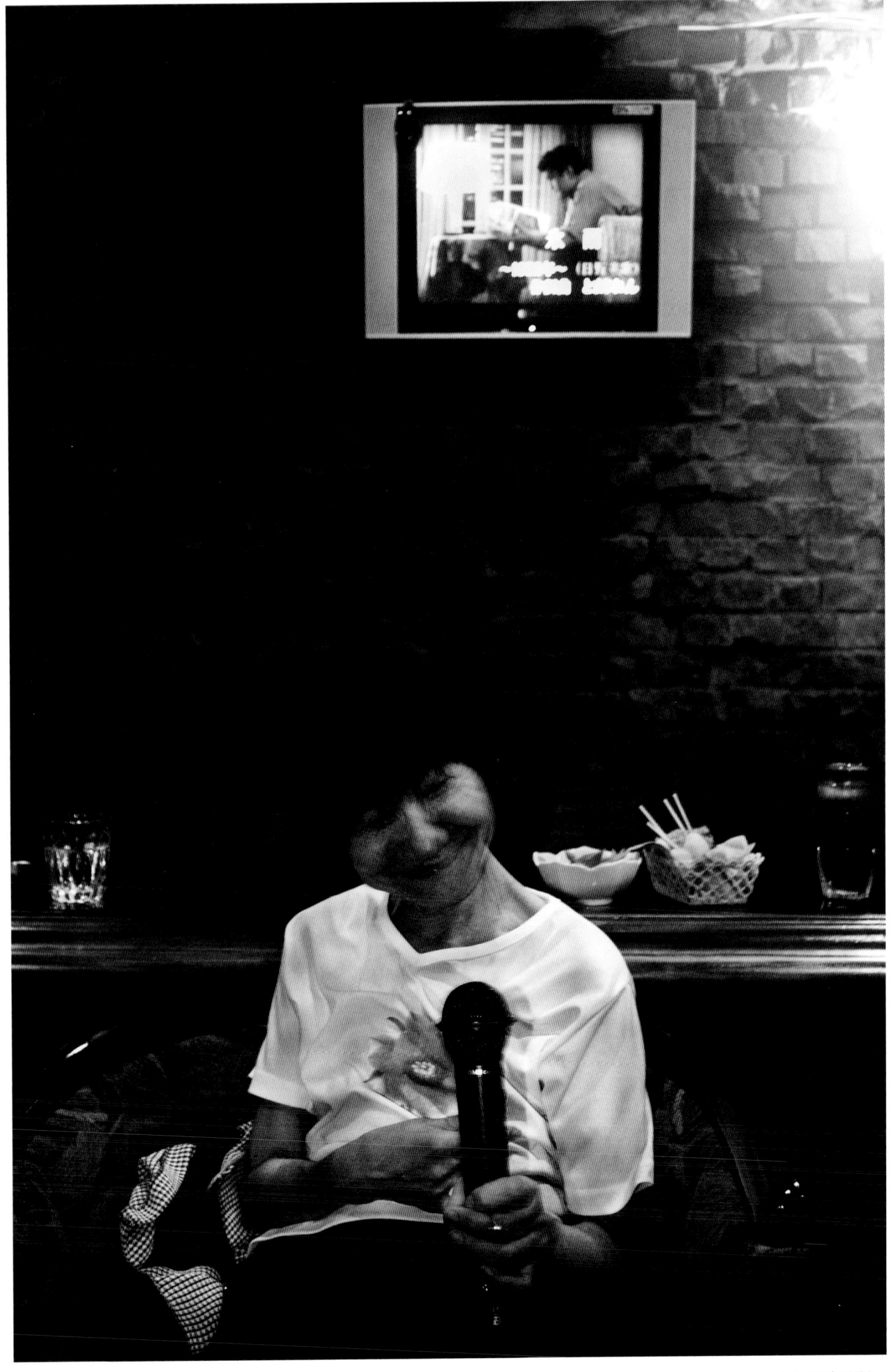

友人や知人と夜遅くまでカラオケで歌い、酒を飲んだ。水俣市内で 〈2008年7月〉

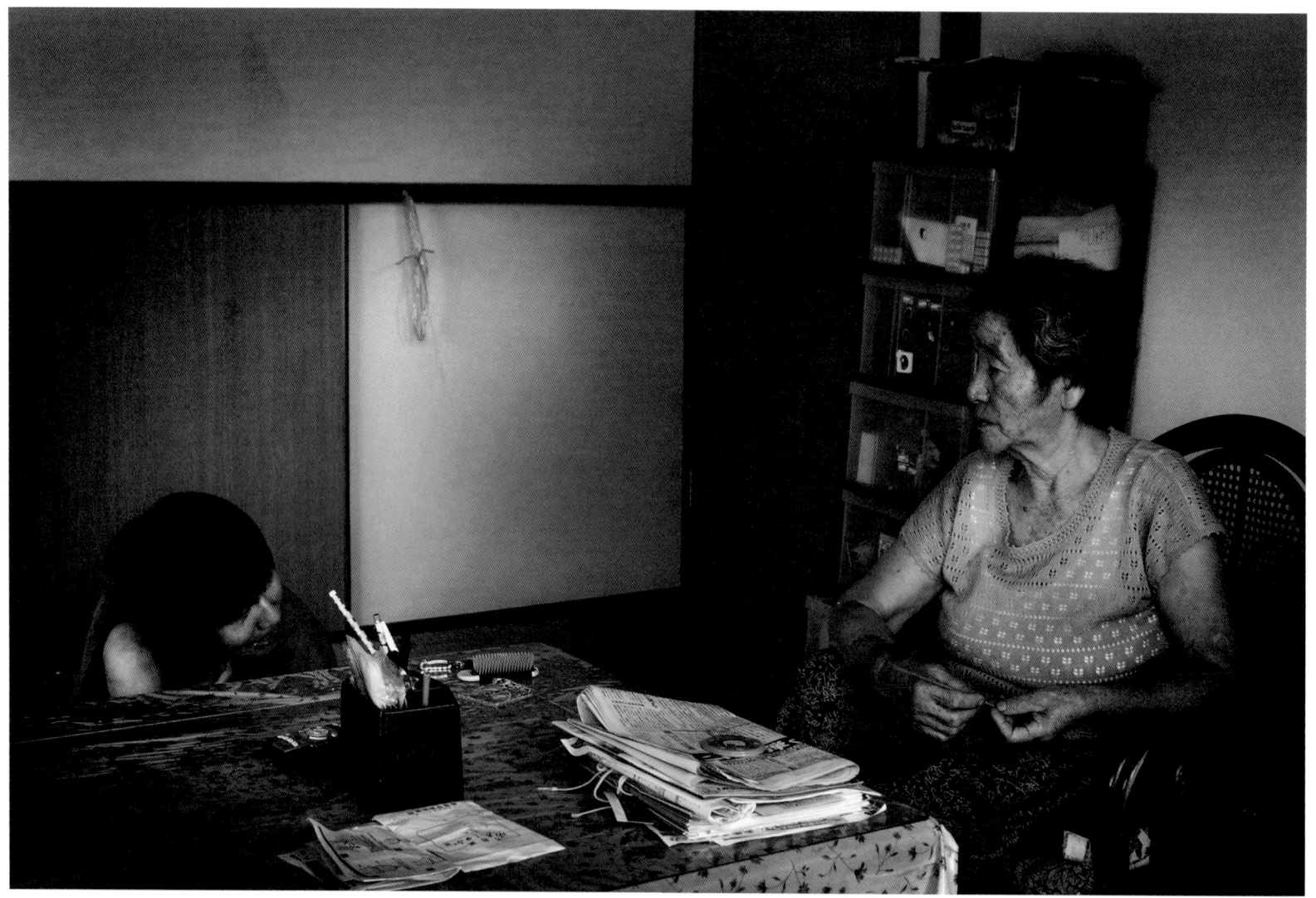

母のフジエと湯堂の自宅居間で　　　　　　　　　　　　　　　　　　　　　　　　　　　＜2008年7月＞

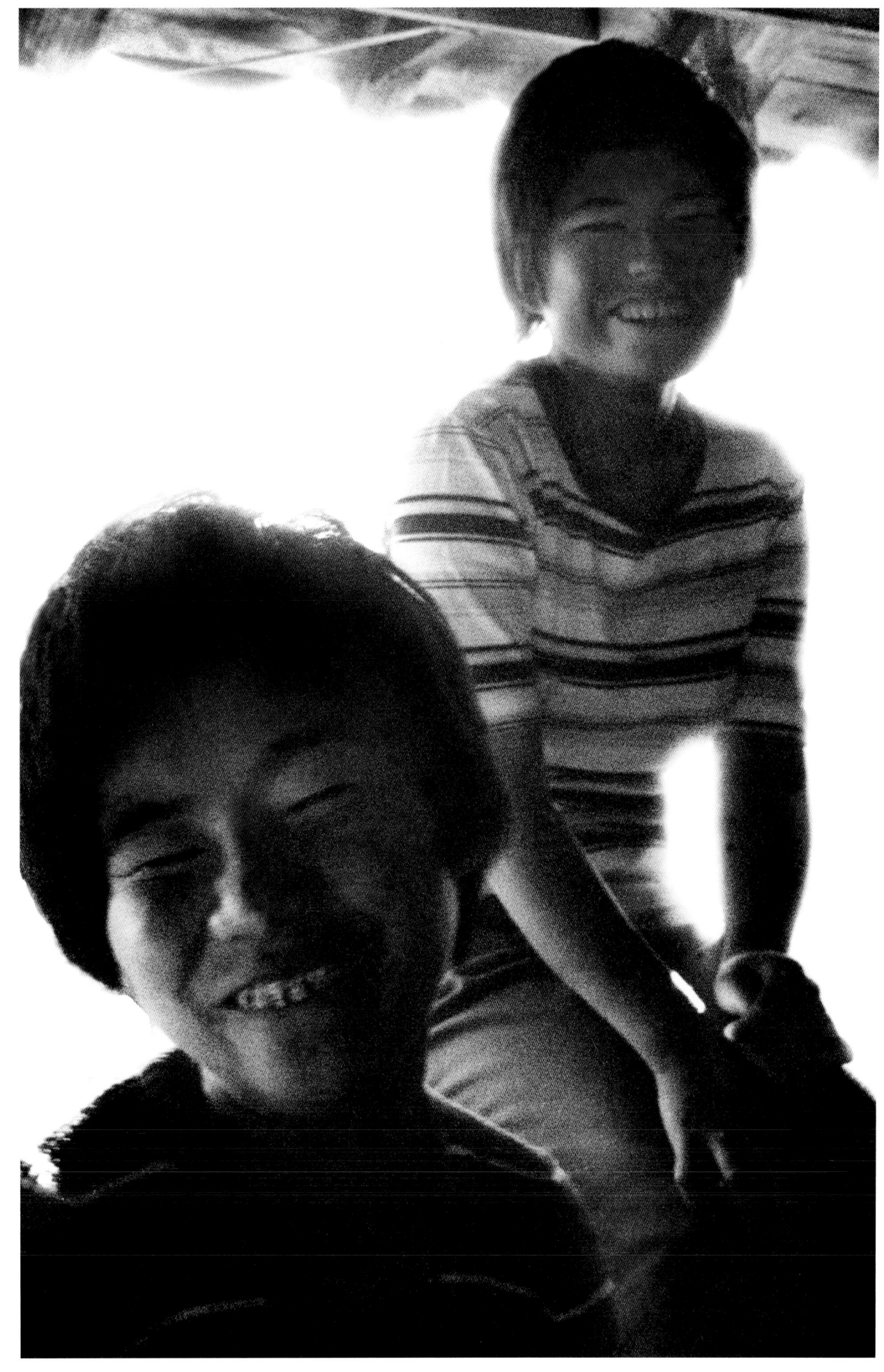

坂本しのぶと友人の同病者、加賀田清子。私が下宿していた鹿児島本線の線路脇の家に2人で遊びに来た　　＜1974年＞

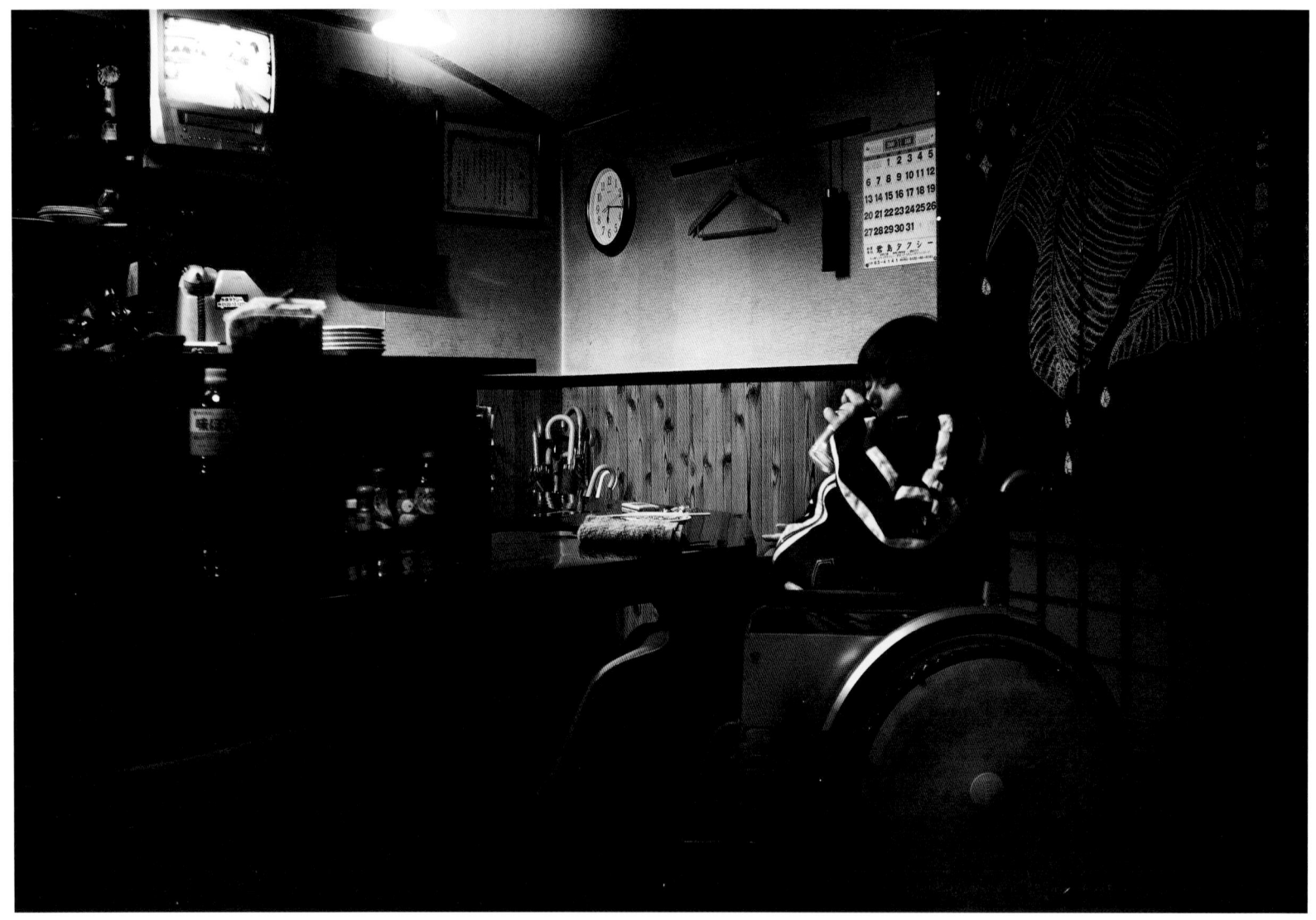

加賀田清子　1955年（昭和30年）水俣市月浦出月生まれ。時々、居酒屋で夕食をすませる。認定患者の両親は亡くなった　　＜2008年2月＞

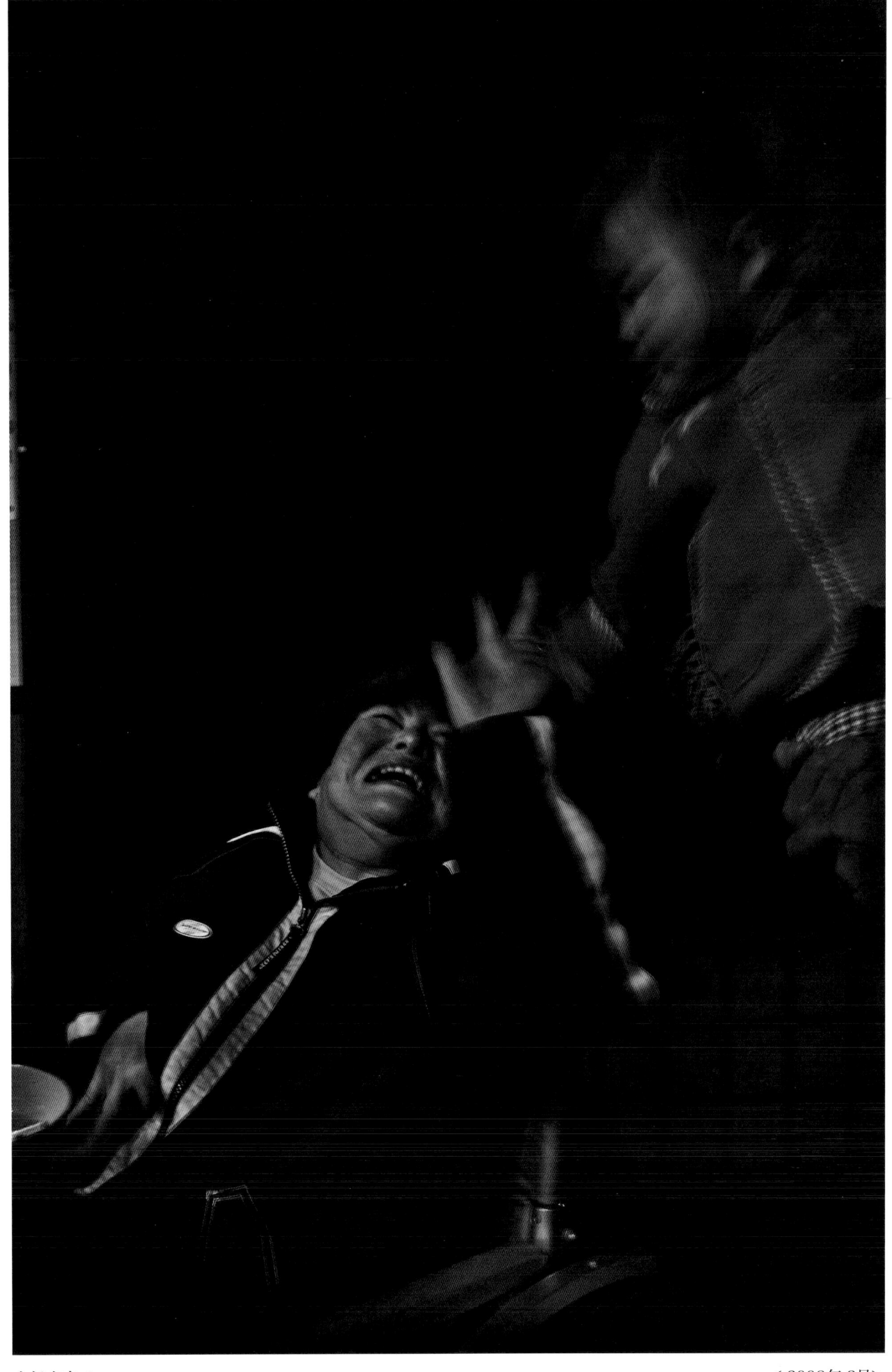

水俣市内で　　　　　　　　　　　　　　　　　　　　　　　　　　　　　　＜2008年2月＞

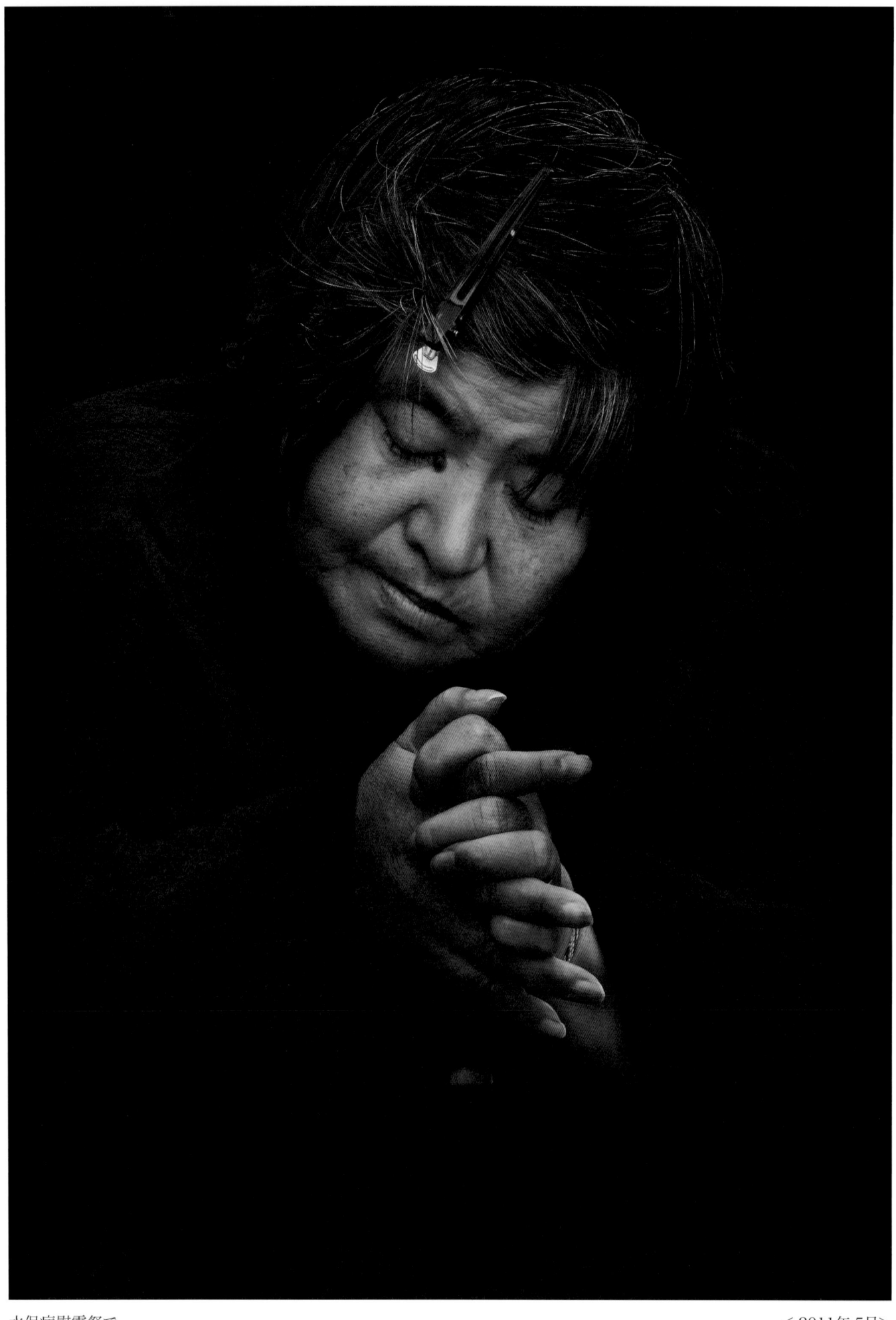

水俣病慰霊祭で　　　　　　　　　　　　　　　　　　　　　　　　　　　　　　＜2011年5月＞

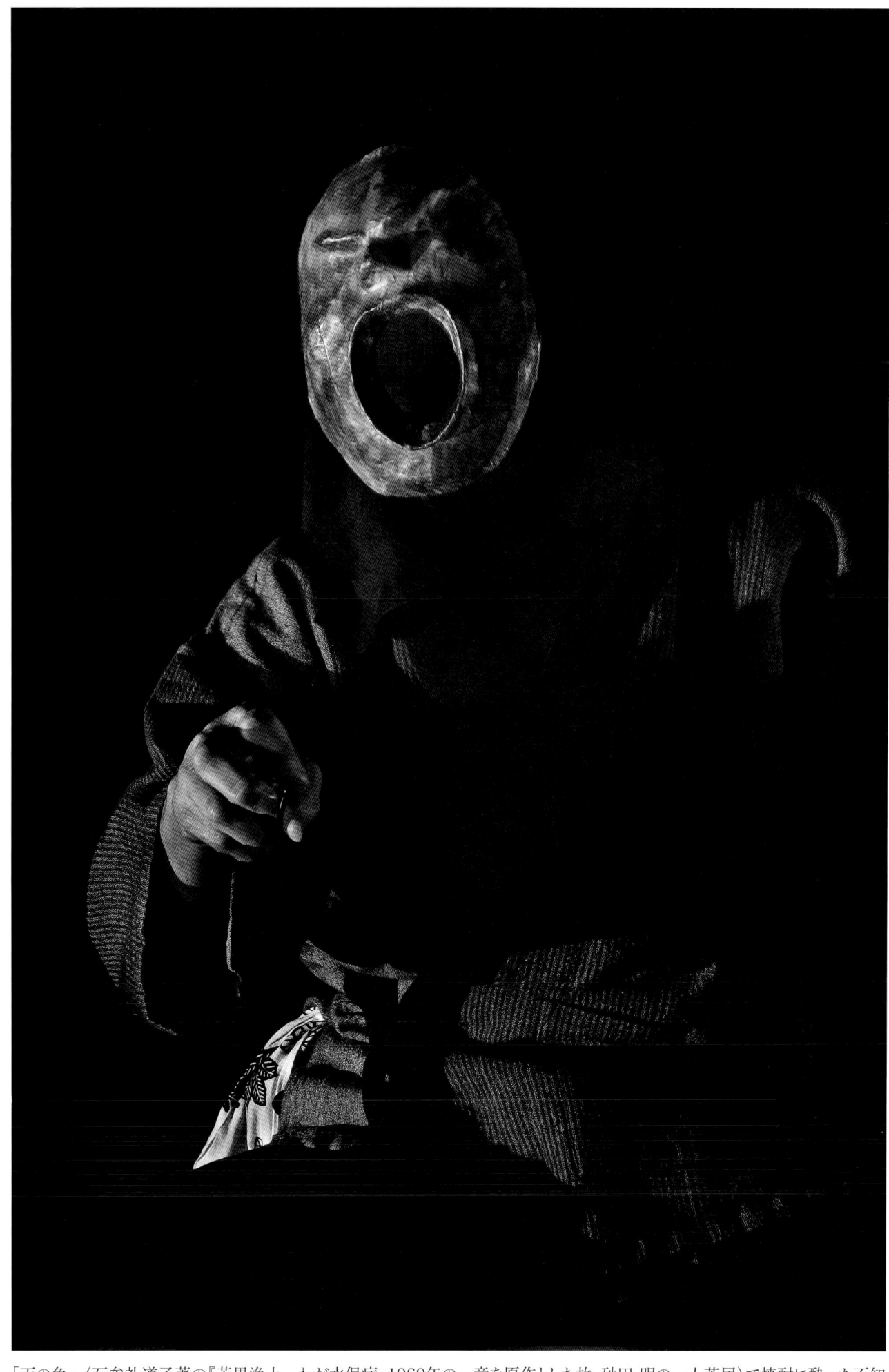

「天の魚」(石牟礼道子著の『苦界浄土　わが水俣病』1969年の一章を原作とした故・砂田 明の一人芝居)で焼酎に酔った不知火海の老漁師が語る。老人の孫「杢太郎」の名で登場する少年のモデルが半永一光　　　　　　＜2011年11月＞

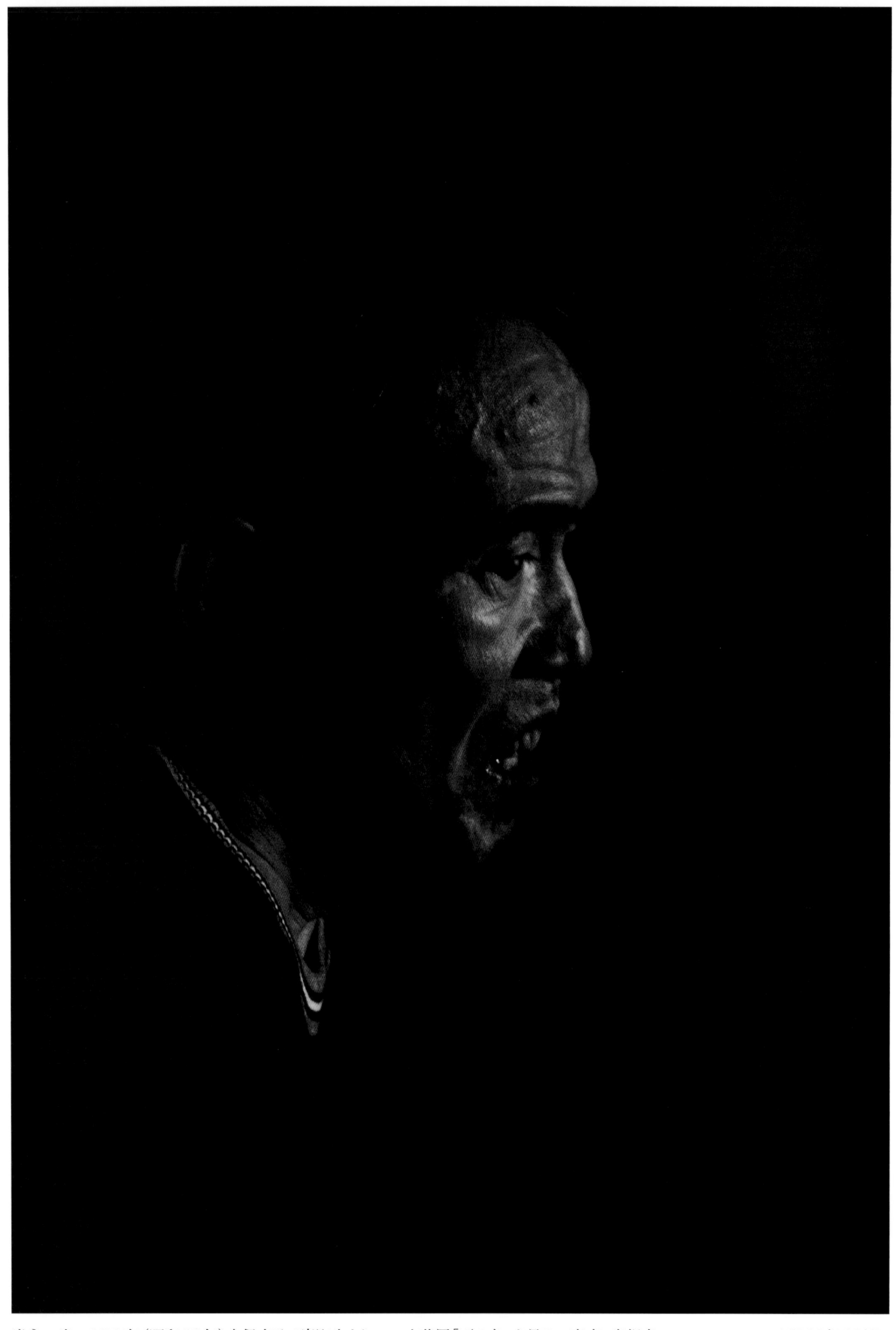

半永一光　1955年(昭和30年)水俣市八ノ窪町生まれ。一人芝居「天の魚」を見る　東京・実相寺で　　＜2011年11月＞

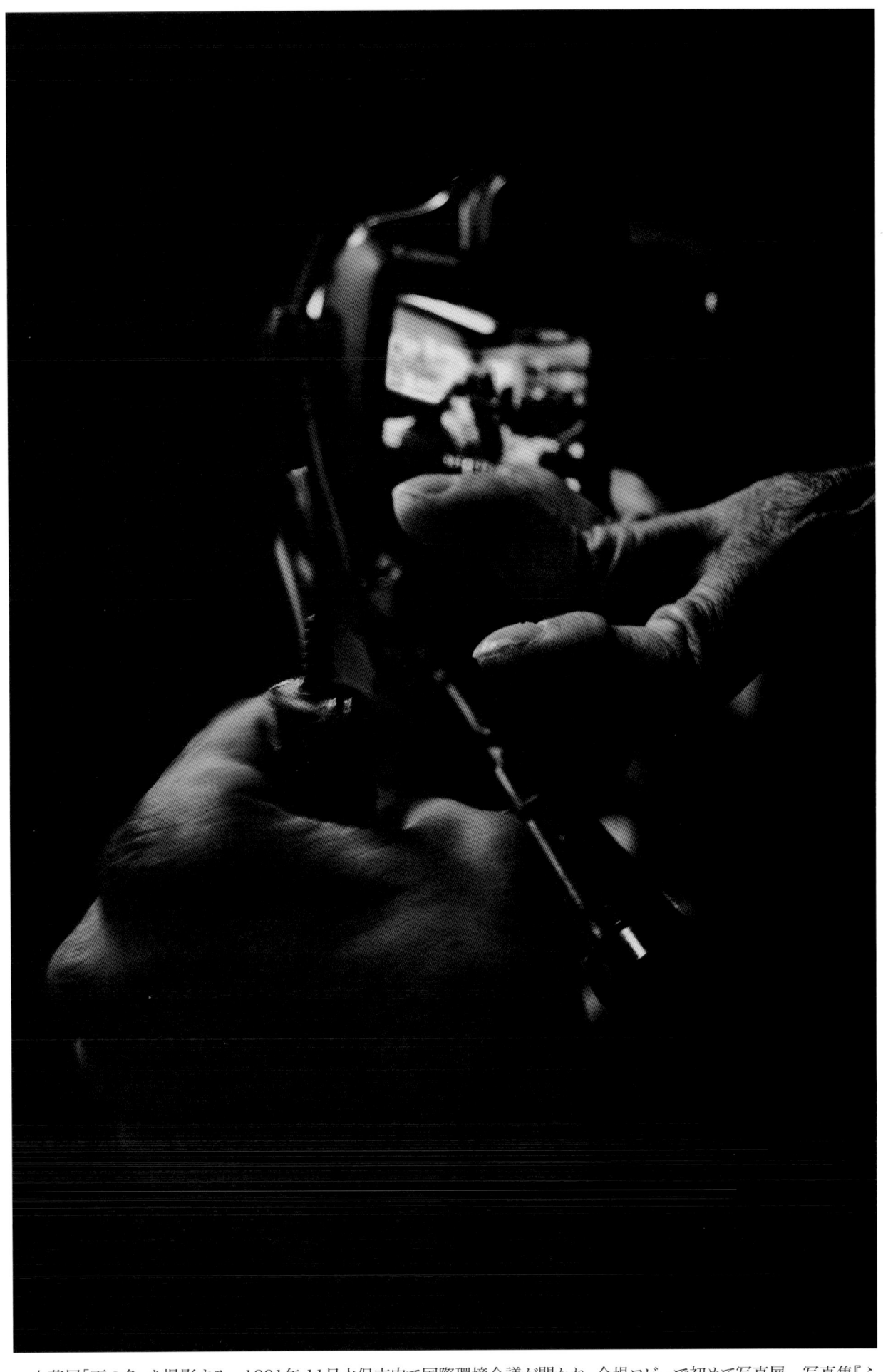

一人芝居「天の魚」を撮影する。1991年11月水俣市内で国際環境会議が開かれ、会場ロビーで初めて写真展。写真集『ふれあい・撮るぞ　半永一光写真集　1997年』も出す

＜2011年11月＞

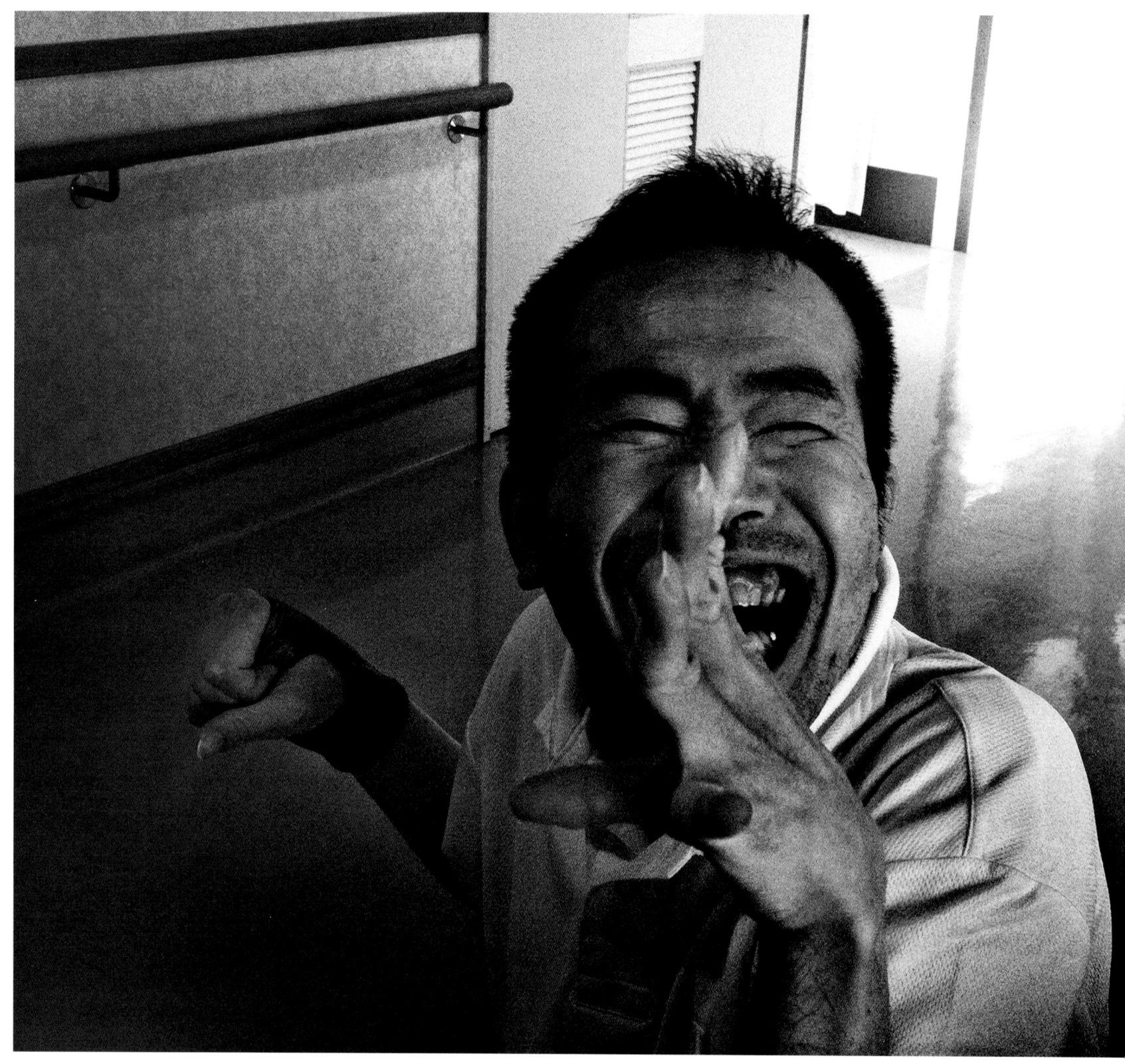

生まれながらの重い障害で歩くことも話すことも出来ない。何度も会ううちに私は彼と最低限の"会話"が出来るようになった　　　＜2007年8月＞

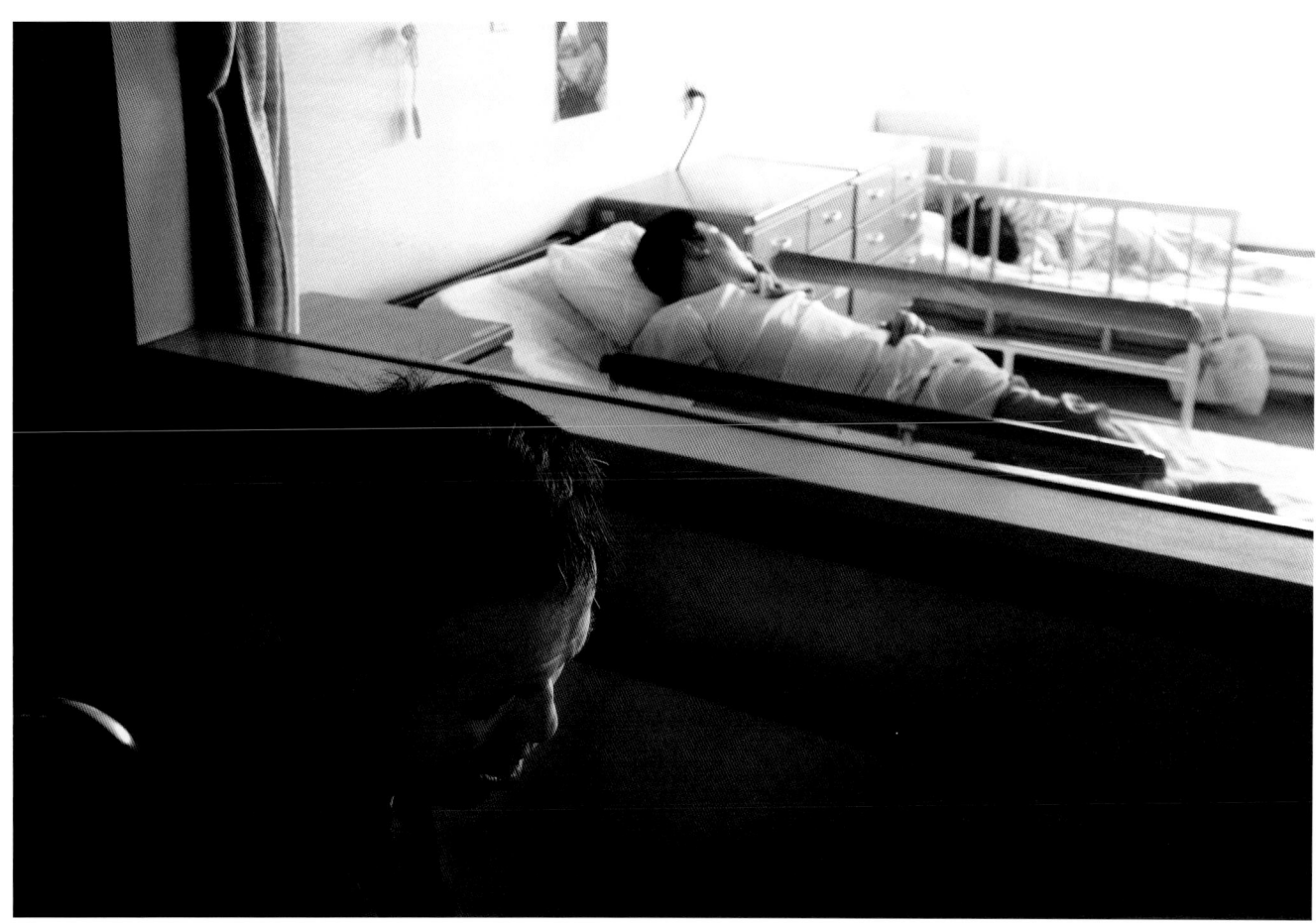

明水園で <2009年8月>

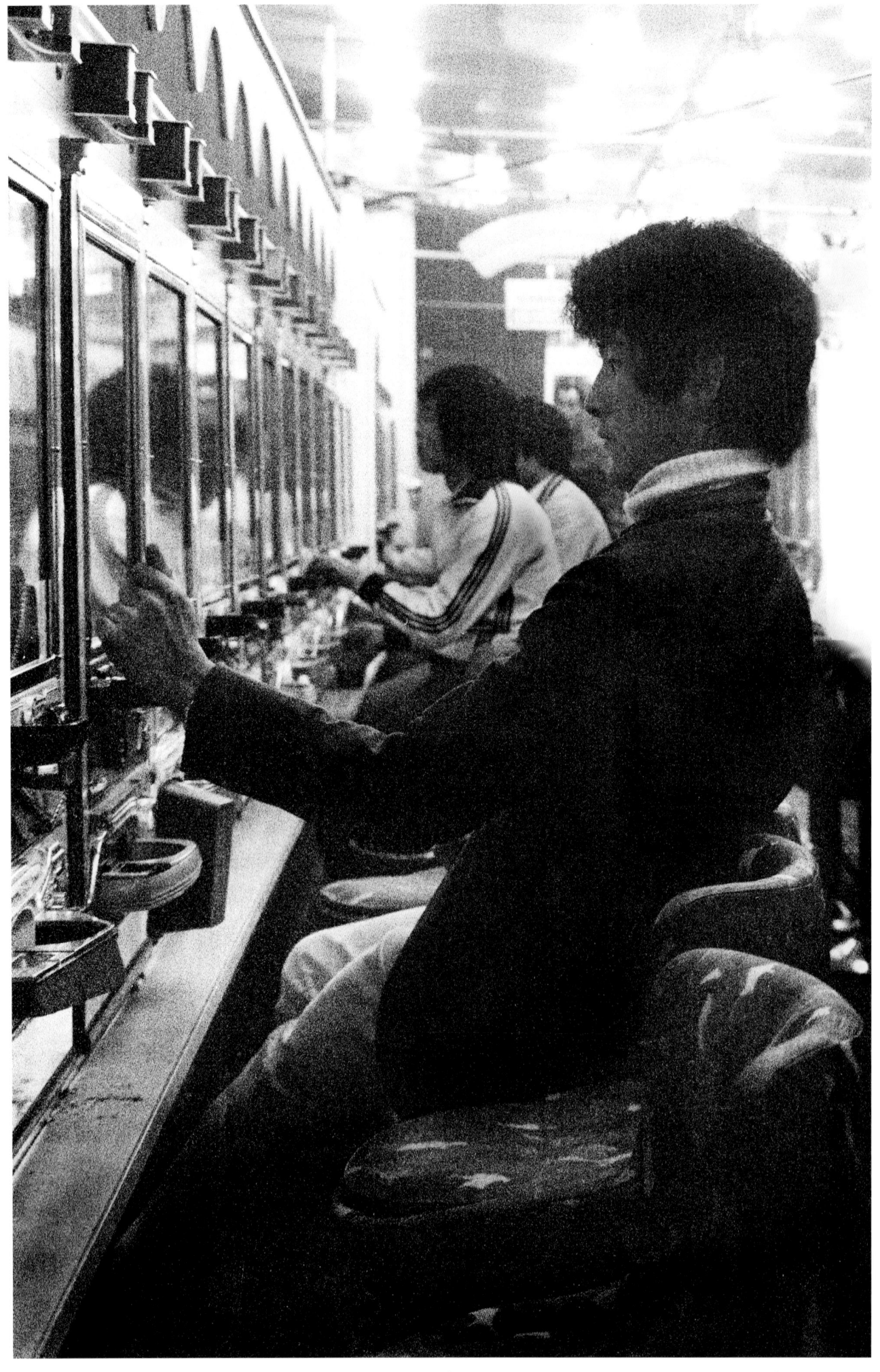

金子雄二　1955年（昭和30年）水俣市明神町生まれ。日課は朝から行きつけのパチンコ屋、そして夕方からは時々居酒屋へ。
バランスを崩しながらも一人で歩けたが、40歳前から車いす生活に　　　　　　　　　　　　　　　　　　　　　　＜1975年＞

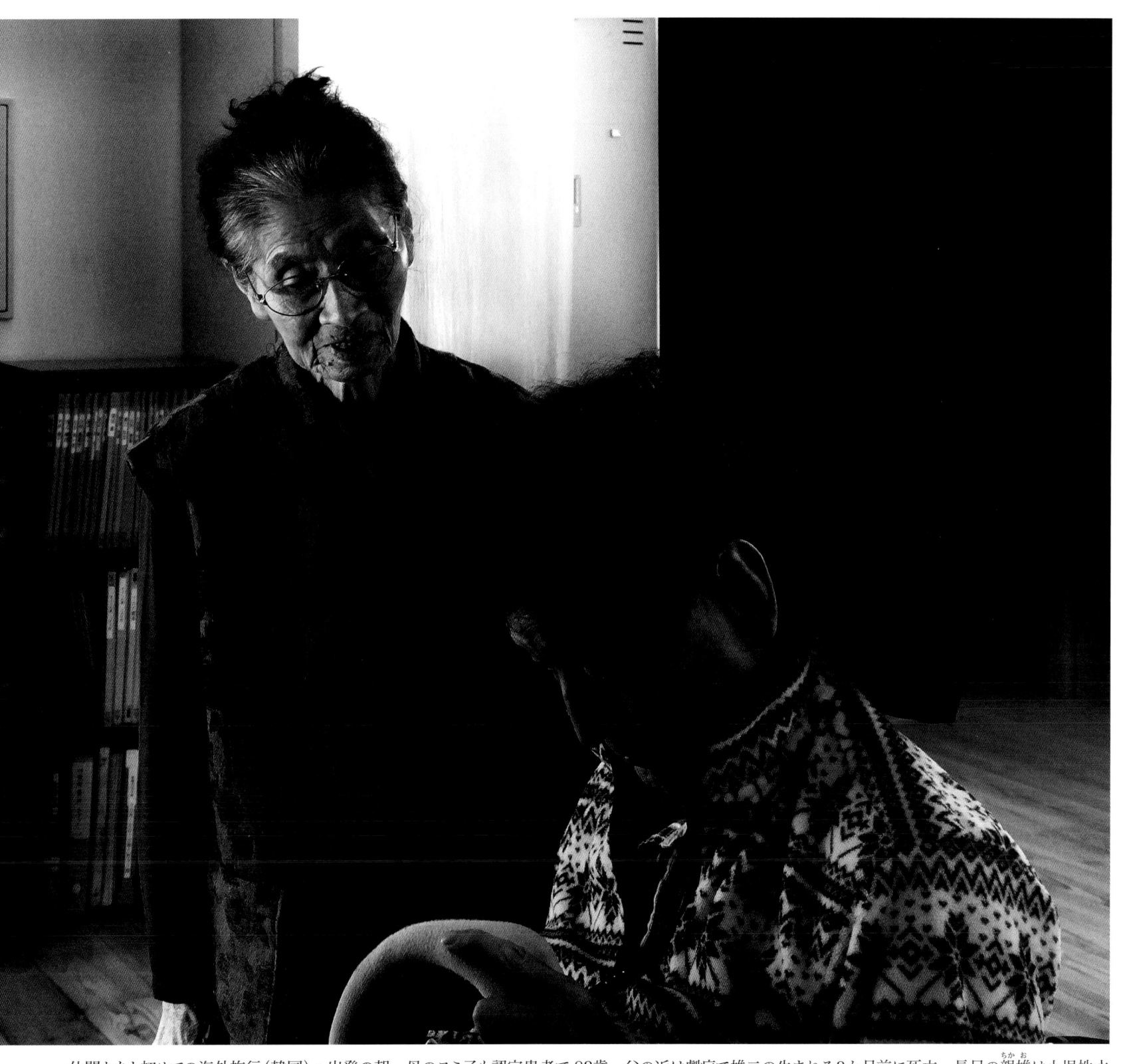

仲間たちと初めての海外旅行(韓国)へ出発の朝。母のスミ子も認定患者で82歳。父の近は劇症で雄二の生まれる3か月前に死亡。長兄の親雄は小児性水俣病。次兄の貢は生後29日で亡くなった。母は水俣市東部山間部の桜野の出身で「私がここに嫁に来なければ、みんなこんな苦労もしなかったのに」と考えることが何度もあった。身障者共同作業所『ほっとはうす』で　　　＜2012年10月＞

水俣病慰霊祭で

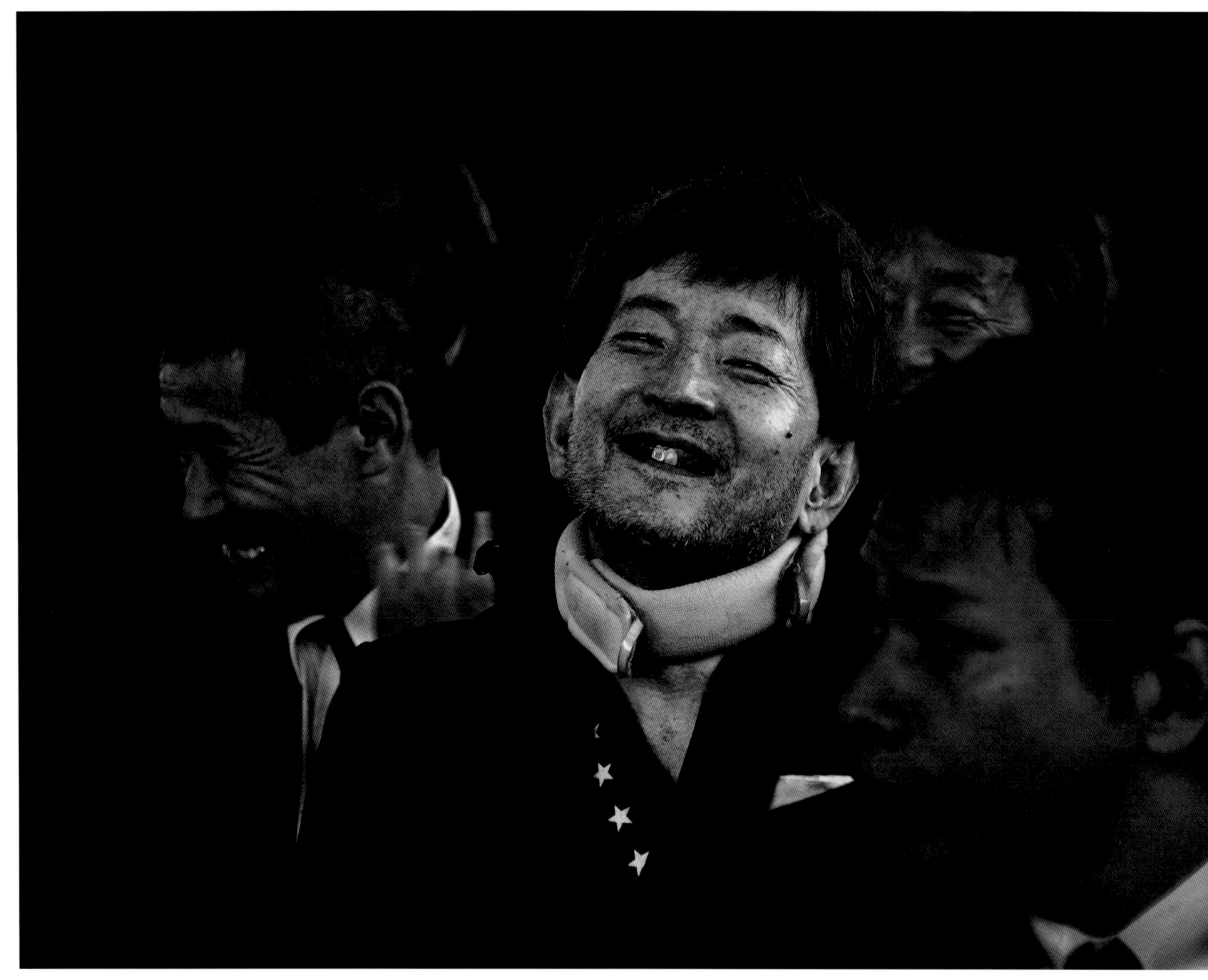

<2008年5月>

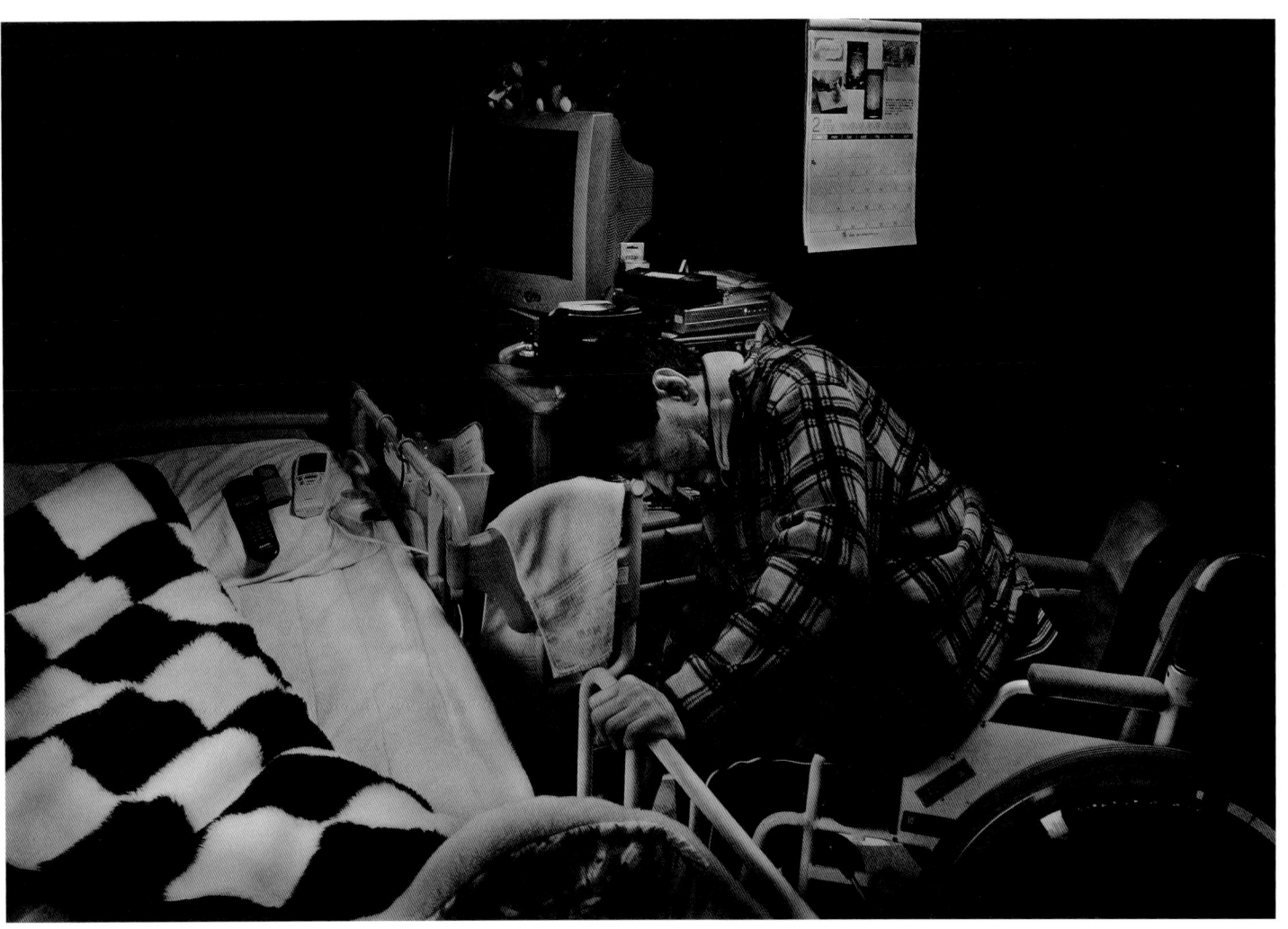

明神町の自宅で <2008年2月>

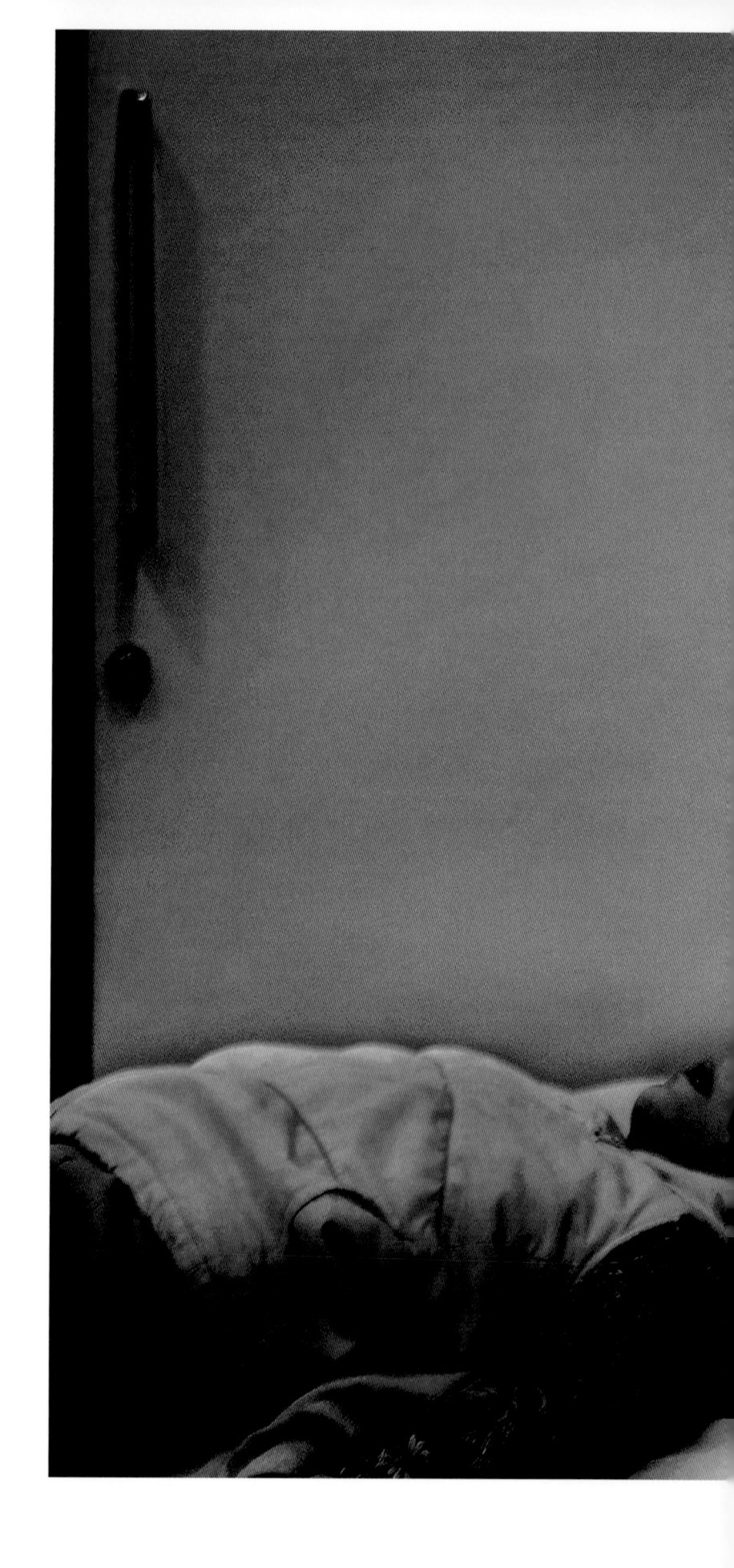

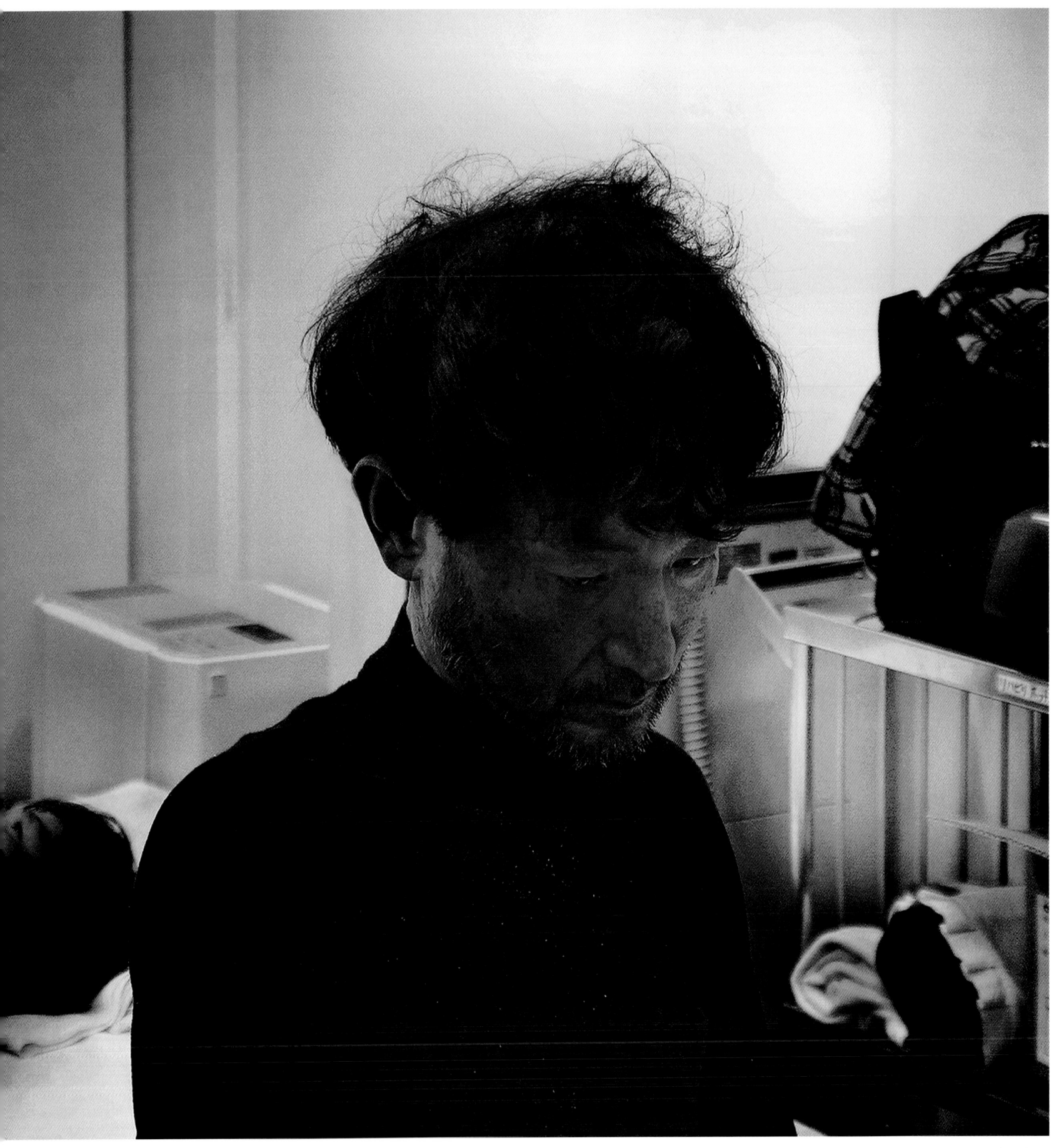

1週間の内2日は国立水俣病総合研究センターへリハビリに行く。水俣病情報センターで 〈2009年4月〉

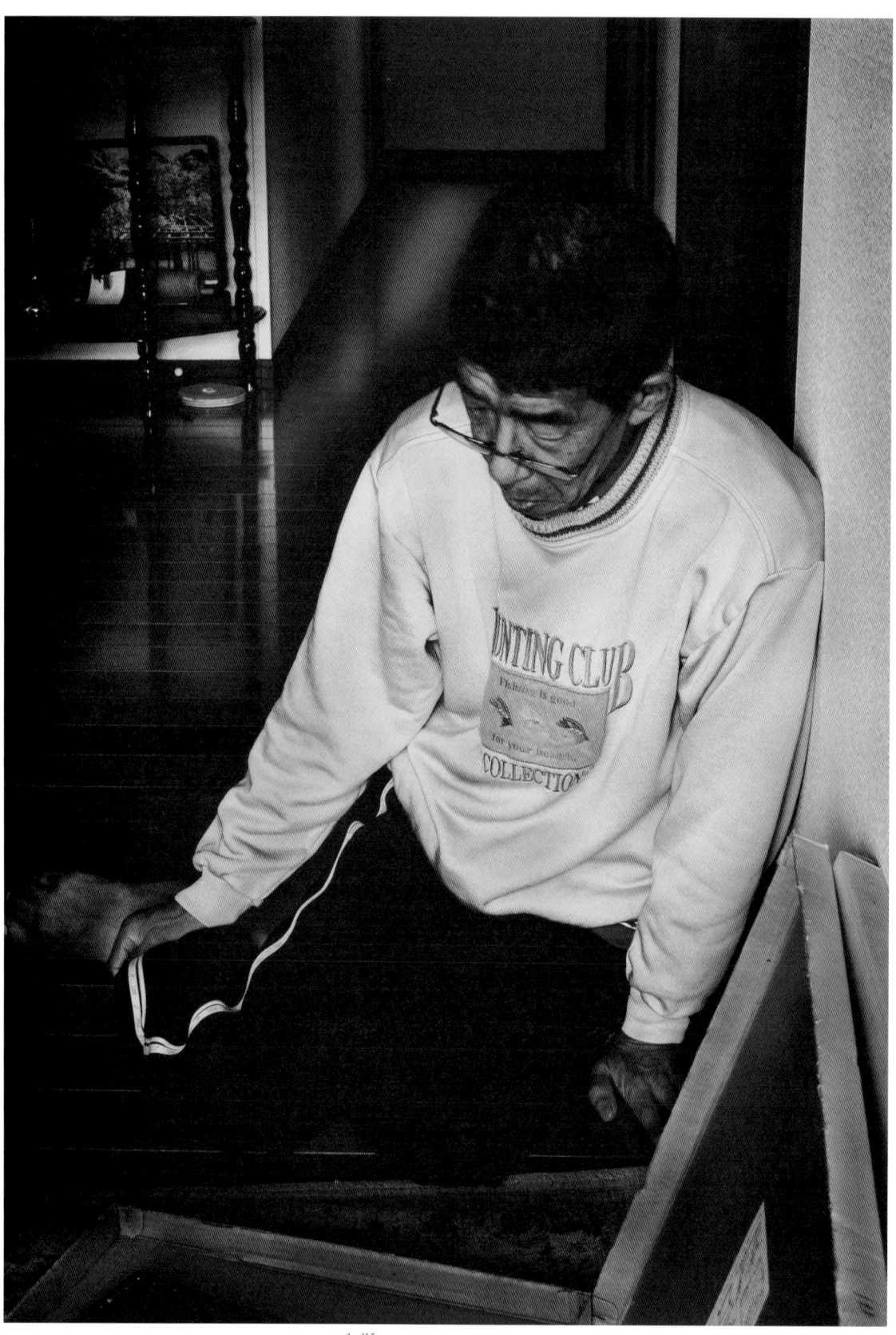

滝下昌文　1956年(昭和31年)水俣市袋茂道生まれ。若いころは患者運動にも積極的だった。自宅で
＜2010年5月＞

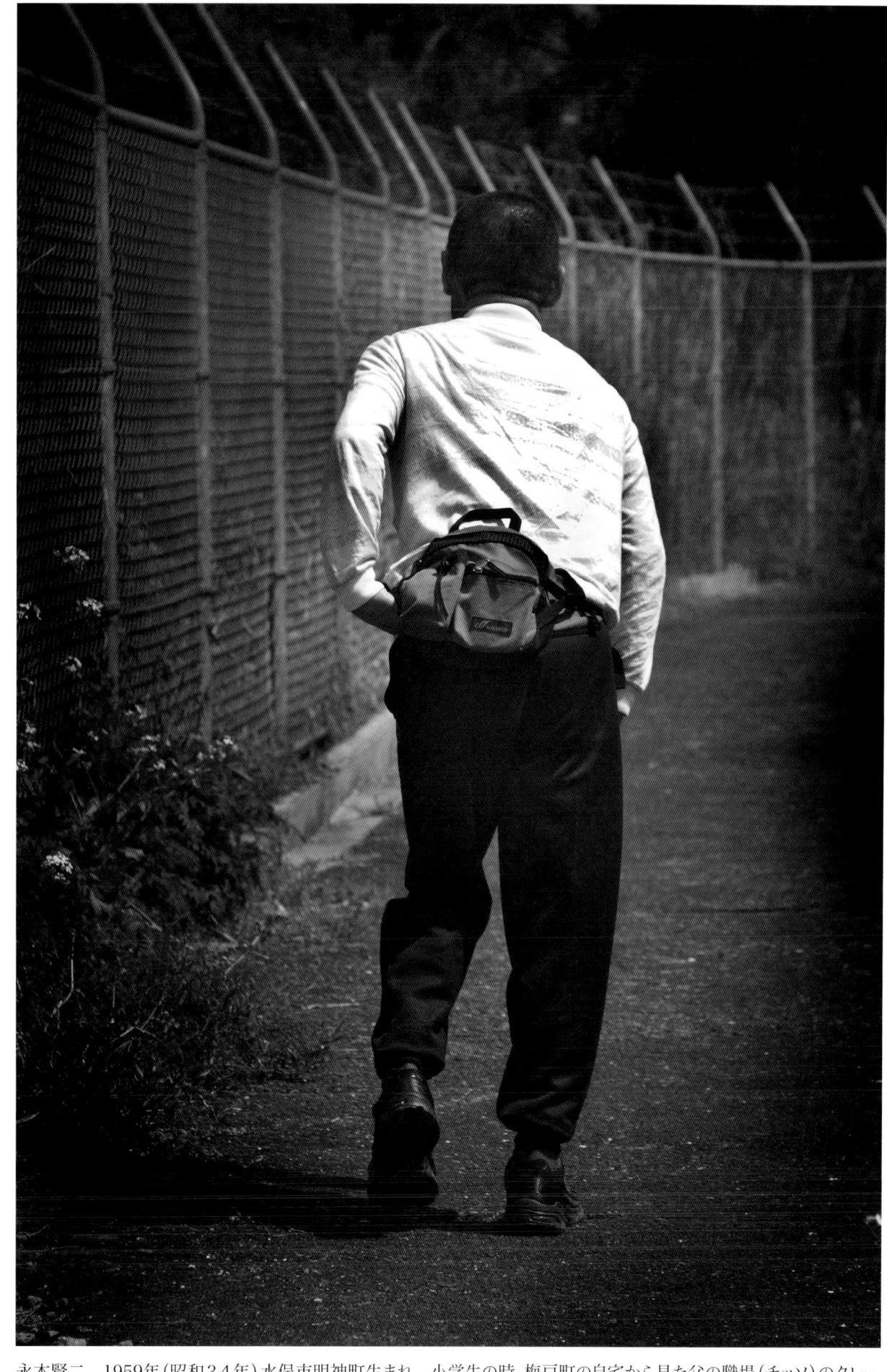

永本賢二　1959年（昭和34年）水俣市明神町生まれ。小学生の時、梅戸町の自宅から見た父の職場（チッソ）のクレーンやバケット等の重機類が父の思い出と共にあってどこへ行ってもそれらを見るのが趣味。出前授業で子どもたちに体験を話している。水俣市立水俣病資料館の語り部　　　　　　　　　　　　　　　　　　　　　　　　　　＜2008年4月＞

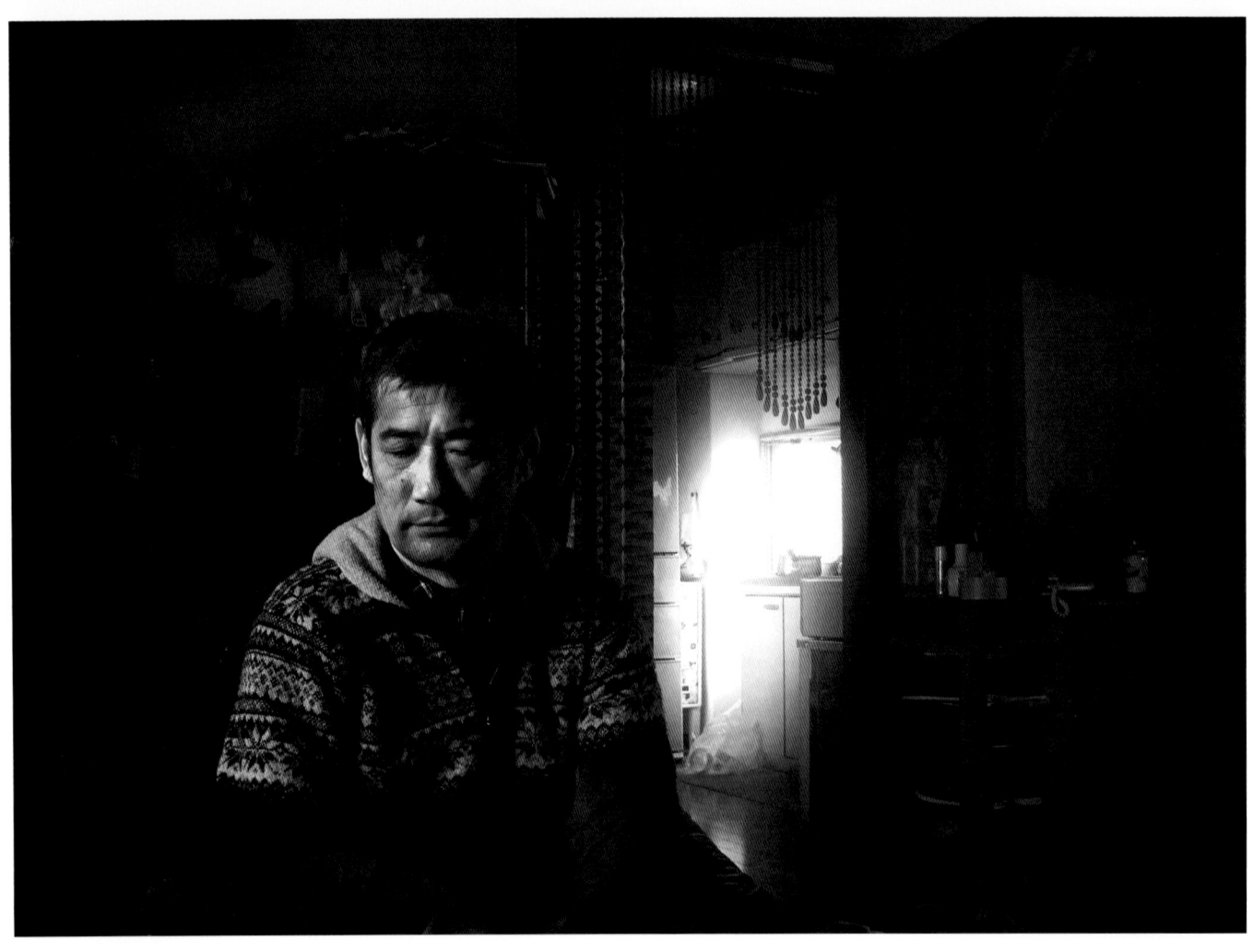

明神町　自宅で　　　　　　　　　　　　　　　　　　　　　　　　　　　　　　　　　　　　　＜2011年5月＞

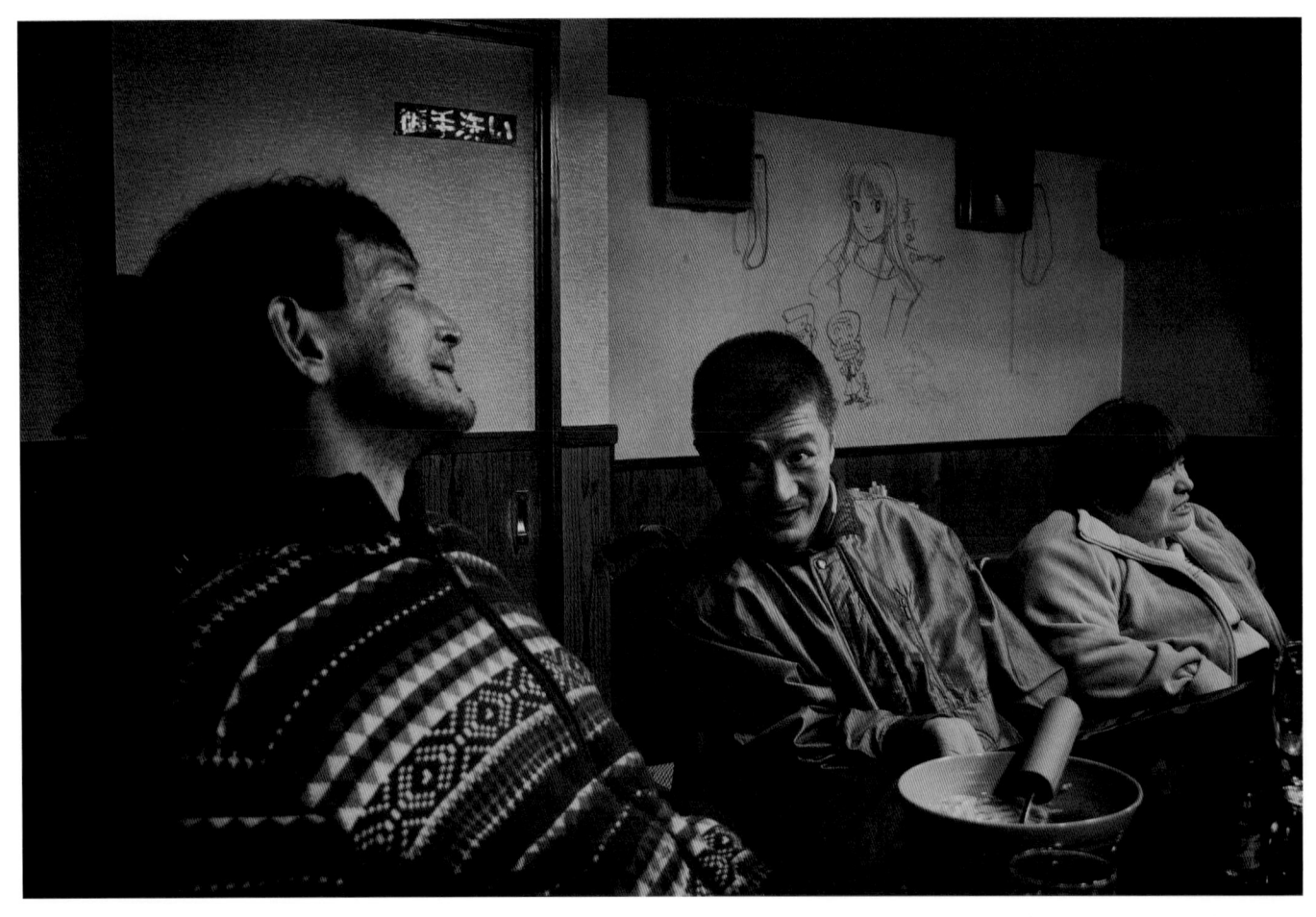

水俣市内の居酒屋で。焼酎やビールをストローでしか飲むことが出来ない人もいる。マイカップやスプーンを持参する　＜2008年12月＞

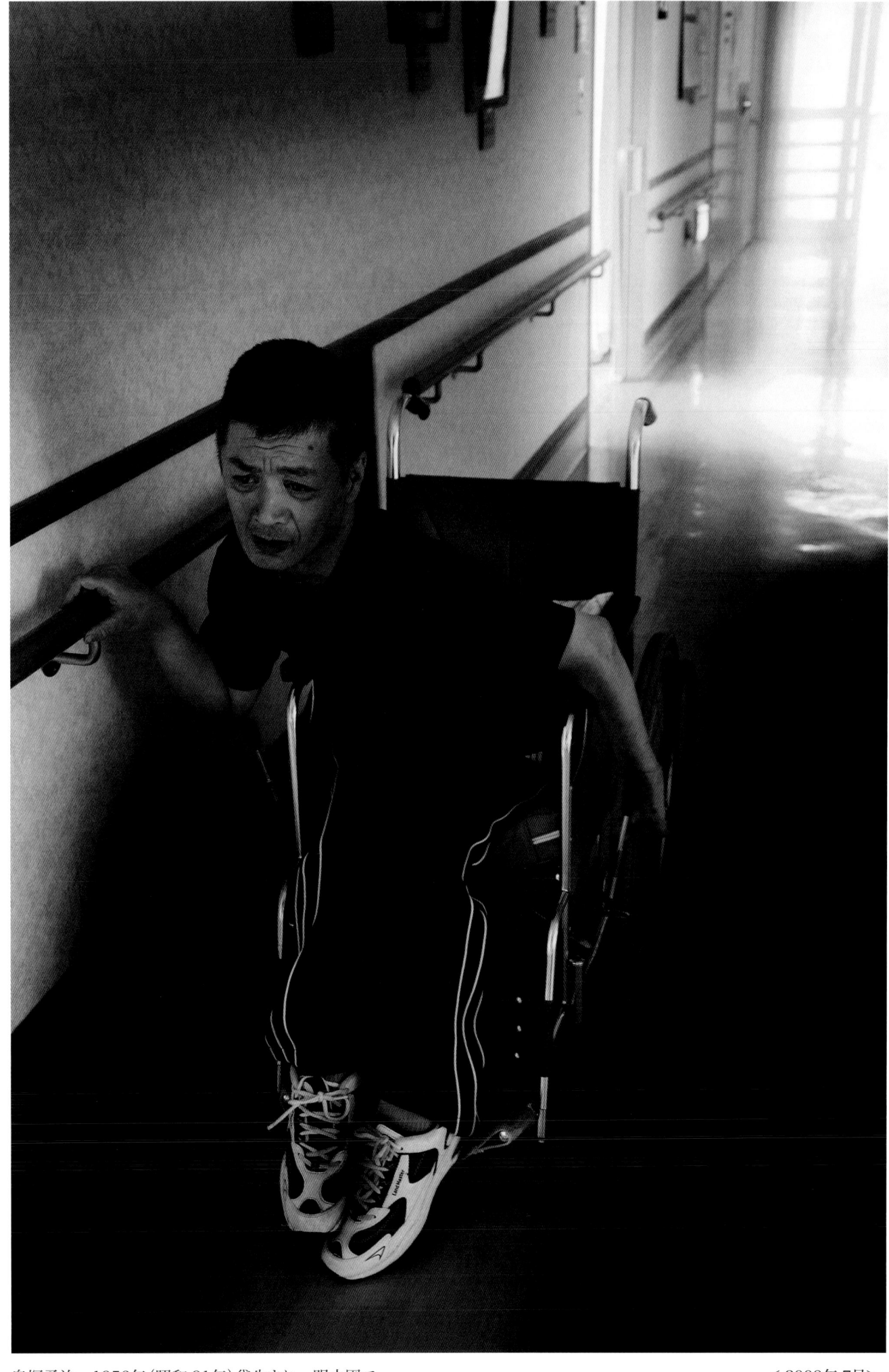

鬼塚勇治　1956年（昭和31年）袋生まれ。明水園で　　　　　　　　　　　　　　　　　　　　　　　　＜2008年7月＞

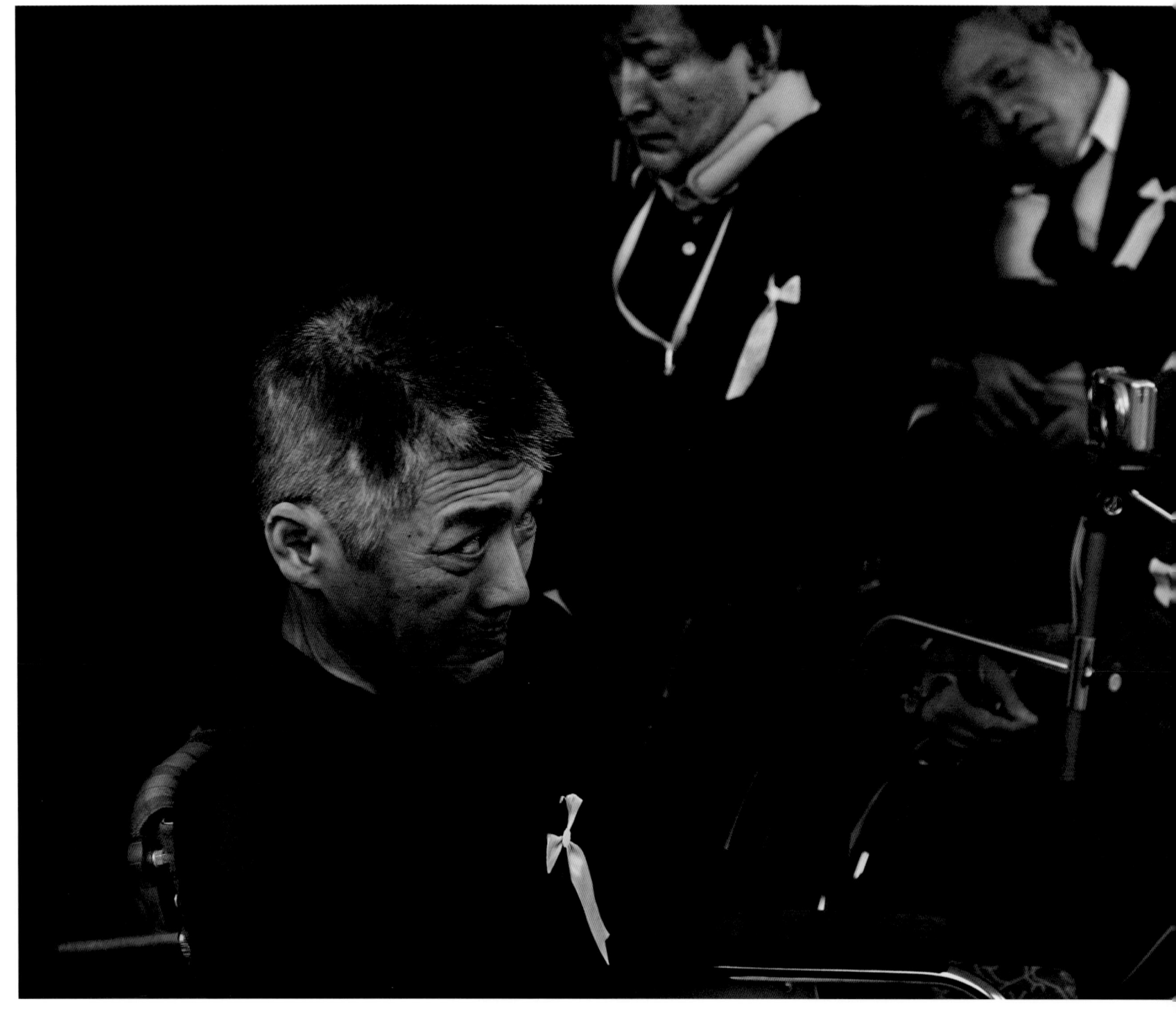

水俣病慰霊祭で <2011年5月>

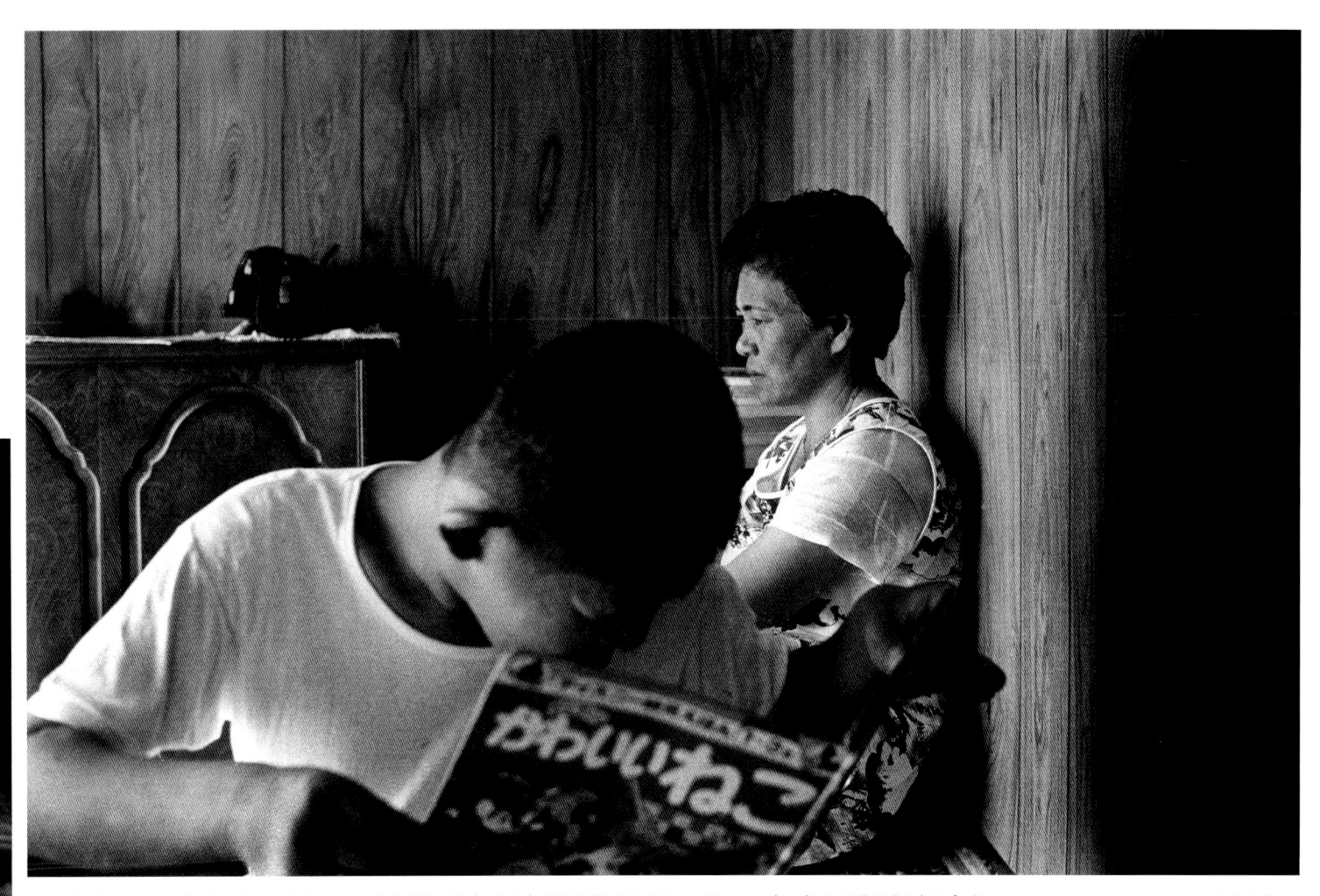

浜田良次　1959年（昭和34年）津奈木村（現・津奈木町）福浜平国生まれ。母のシズエ（1995年死亡）と自宅で　　　　　　　　　　＜1975年＞

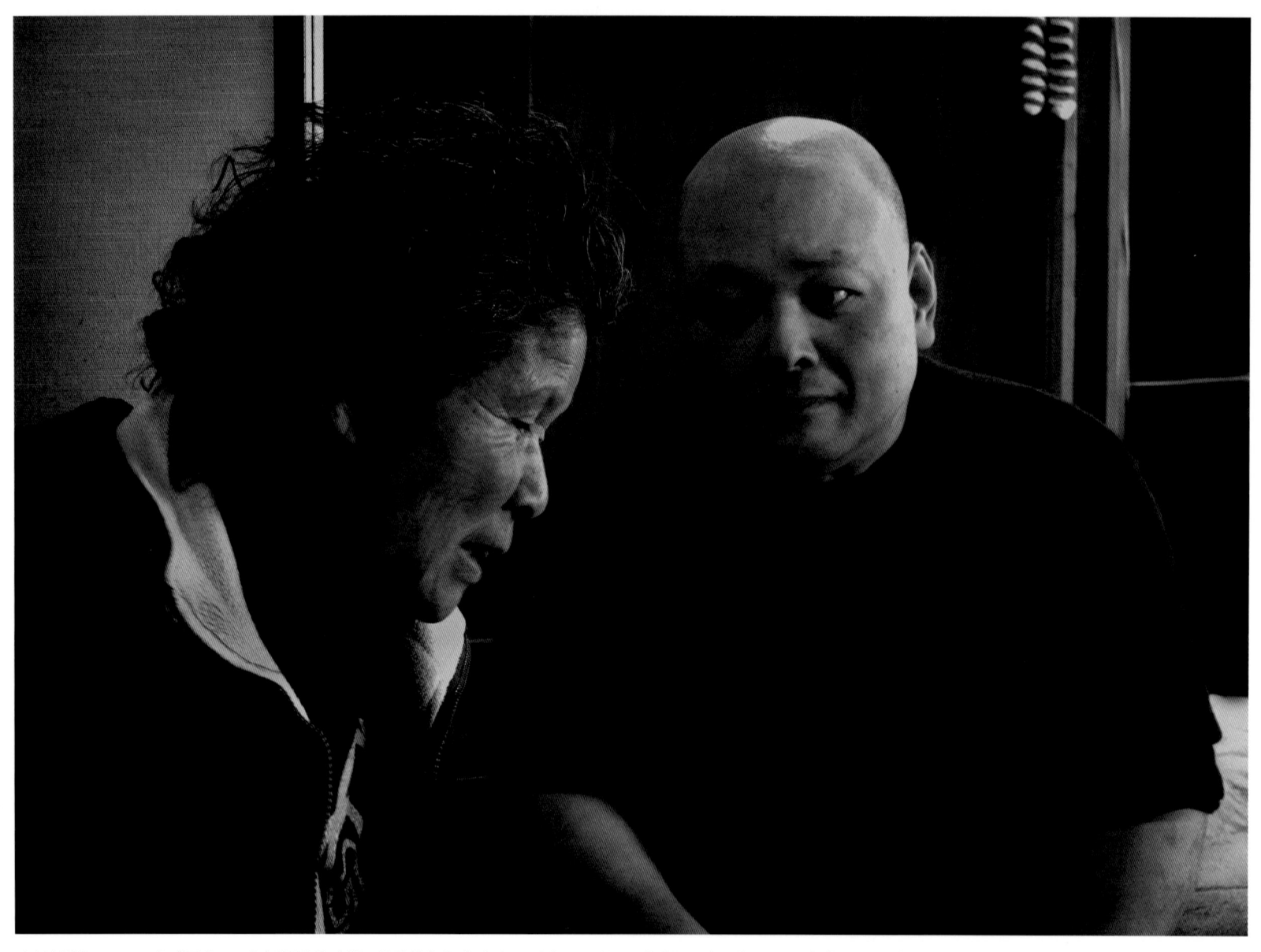

小崎達純　1959年（昭和34年）湯浦町（現・芦北町）女島生まれ　母キヨ子と。体調の悪い時は一日中寝ている時もある。通院には家族や親類数人がかりで連れて行く　自宅で
＜2010年4月＞

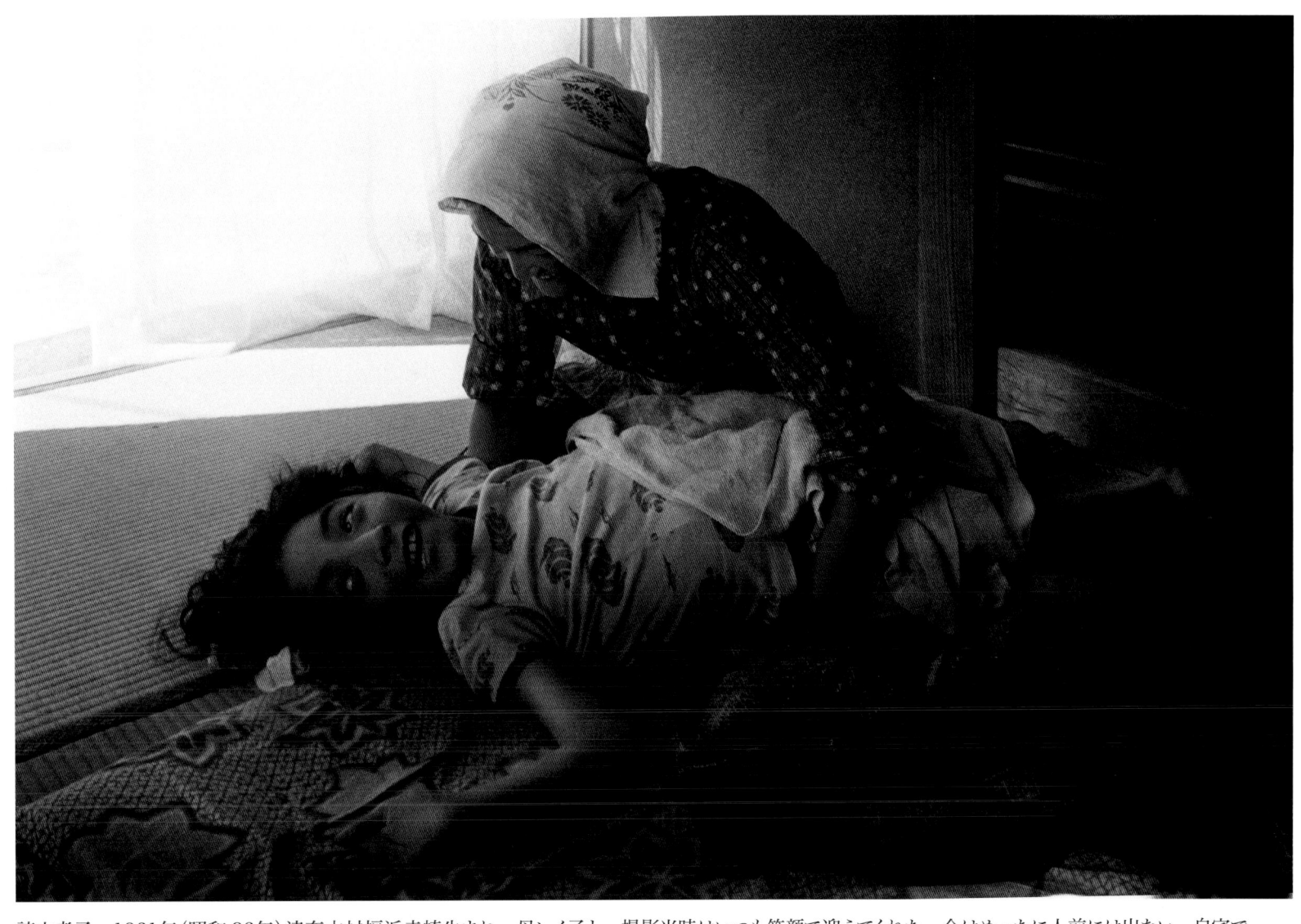

諫山孝子　1961年（昭和36年）津奈木村福浜赤崎生まれ。母レイ子と。撮影当時はいつも笑顔で迎えてくれた。今はめったに人前には出ない。自宅で
＜1975年＞

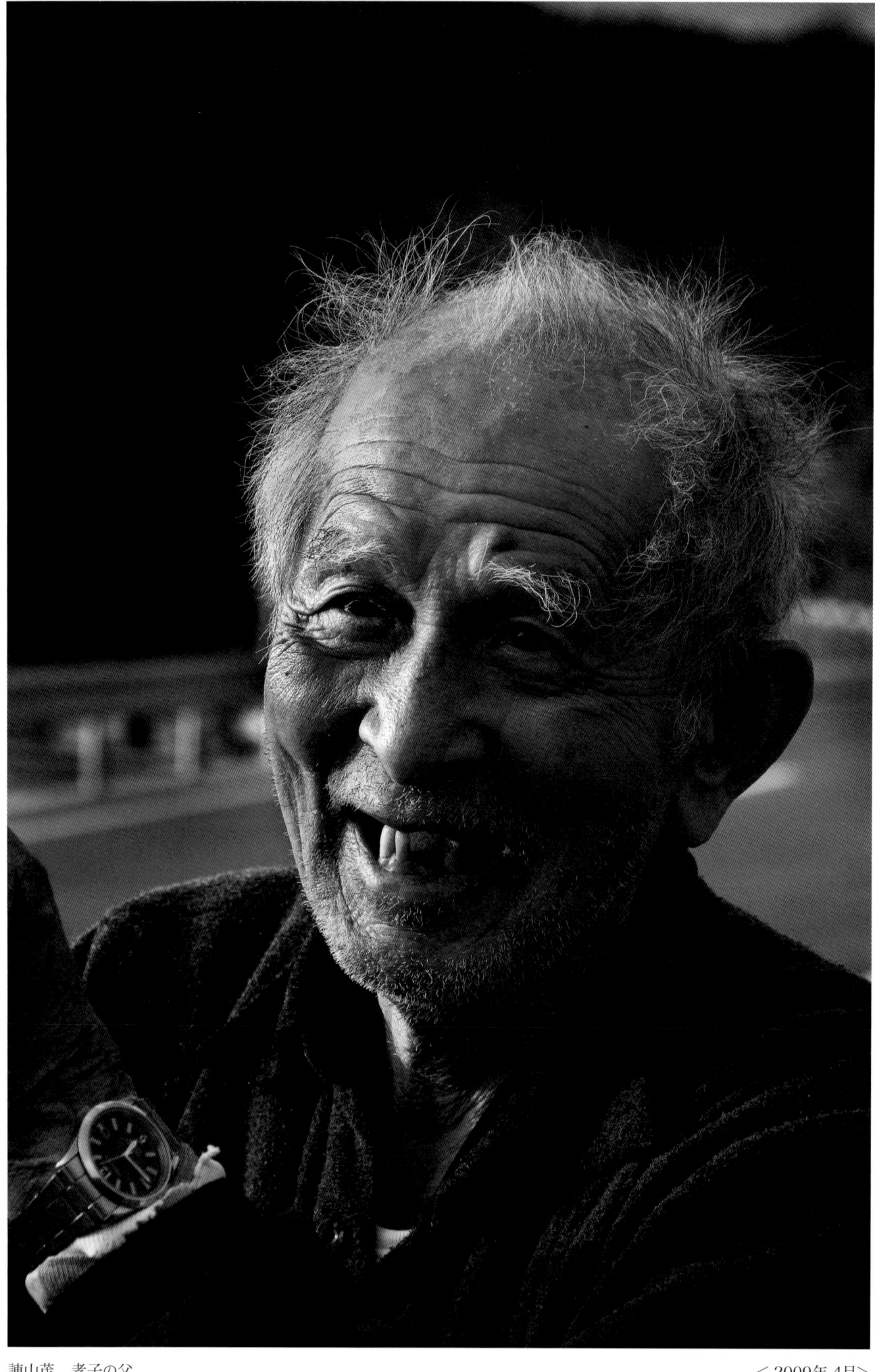

諫山茂　孝子の父　　　　　　　　　　　　　　　　　　　　　　　　　　　　　　＜2009年4月＞

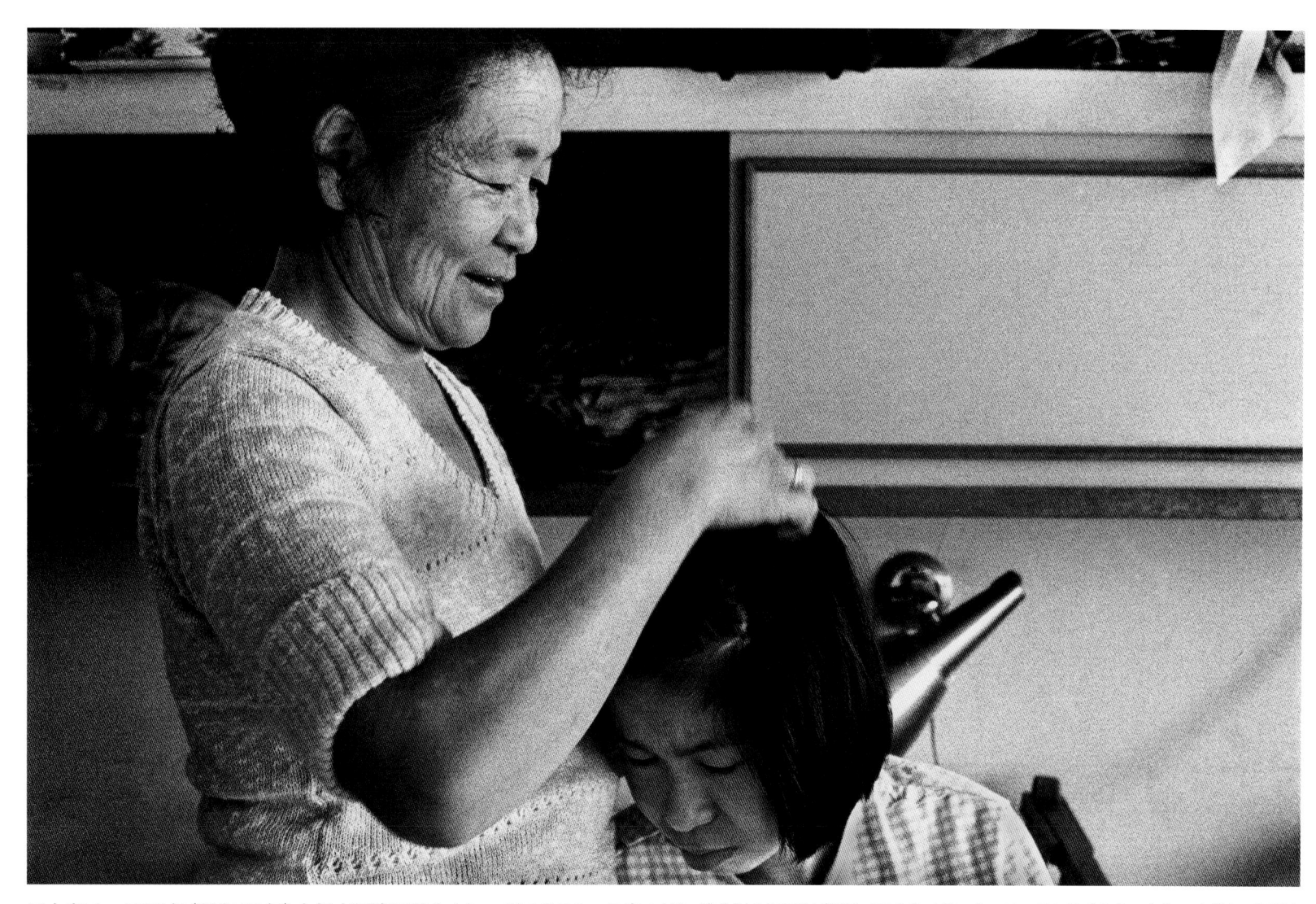

田中実子　1953年（昭和28年）水俣市月浦坪谷生まれ。母アサヲと。5歳の姉しず子が1956年（昭和31年）4月ころフラフラと歩くようになり、言葉も不明瞭になり新日窒水俣工場付属病院に入院。姉が入院した日に実子も同じような状態になり入院する。これをきっかけとして、付属病院の院長は「月浦地区に脳症状を呈する奇病が発生し、その4人が入院」と水俣保健所に届けた。水俣病公式発見となった。小児性水俣病　水俣市立病院で　　　＜1975年＞

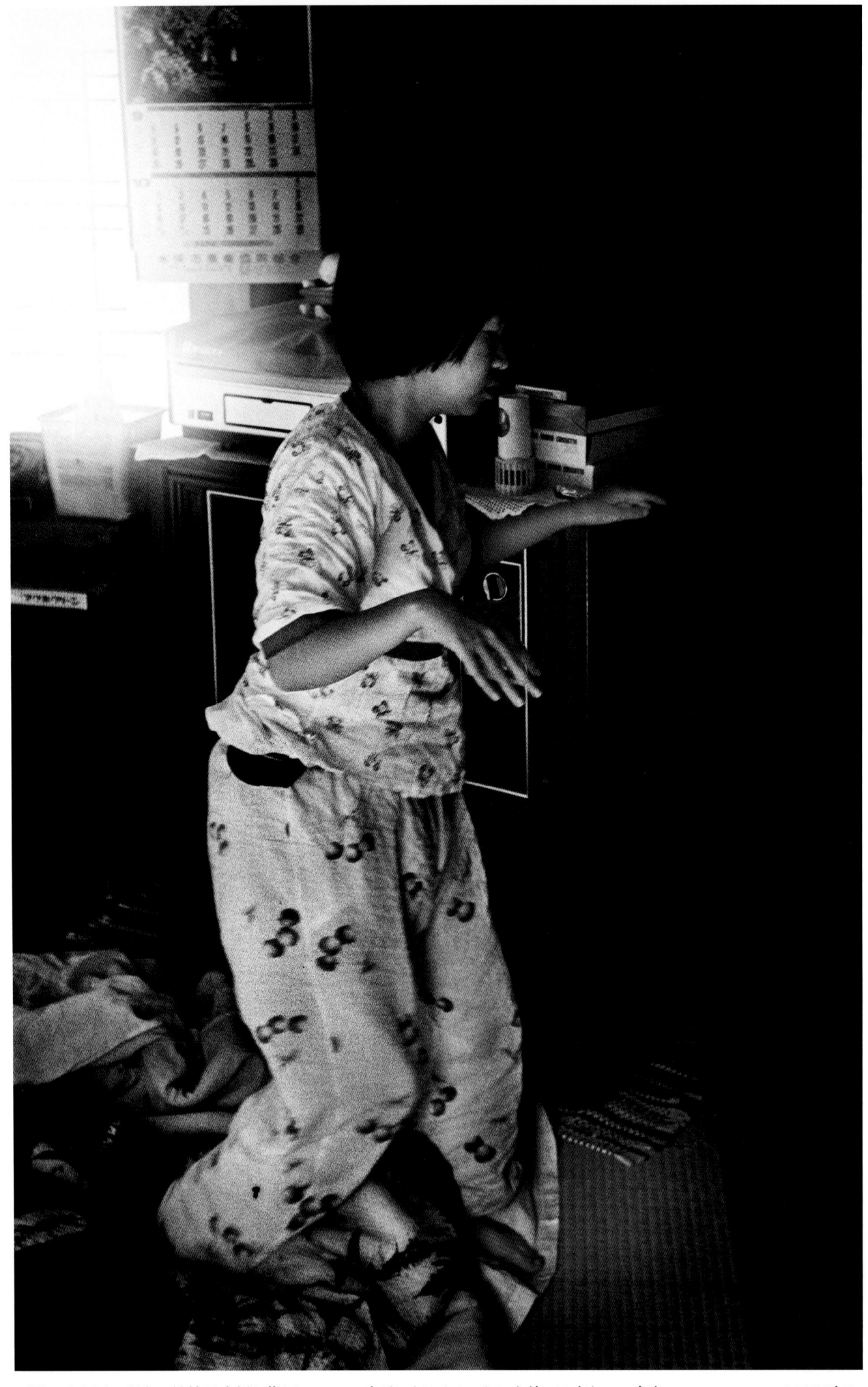

両親は亡くなり、現在は姉綾子夫婦と暮らしている。実子はもはやめったに人前には出ない。自宅で 　　　＜1975年＞

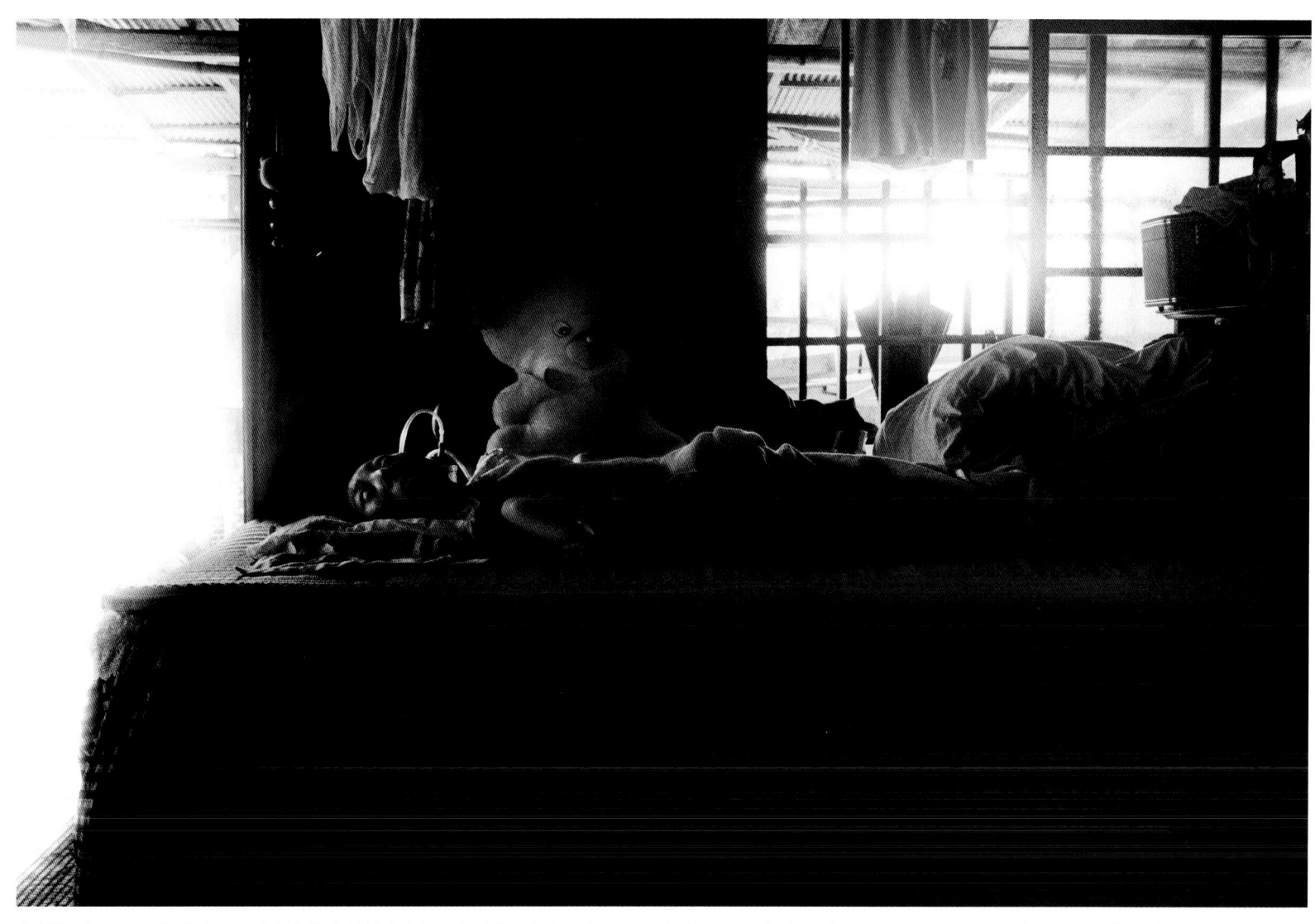

上村智子　1956年(昭和31年)水俣市月浦生まれ。「智子は本当にぐらしかった(かわいそうだった)。いいたいこともいえず、目も見えず、どげんもできんかった」と両親。1977年12月5日21歳で死亡。自宅で　　　　　　　　　　　　　　　　　　　　　　　　　　　　　　　　　　　　　＜1975年＞

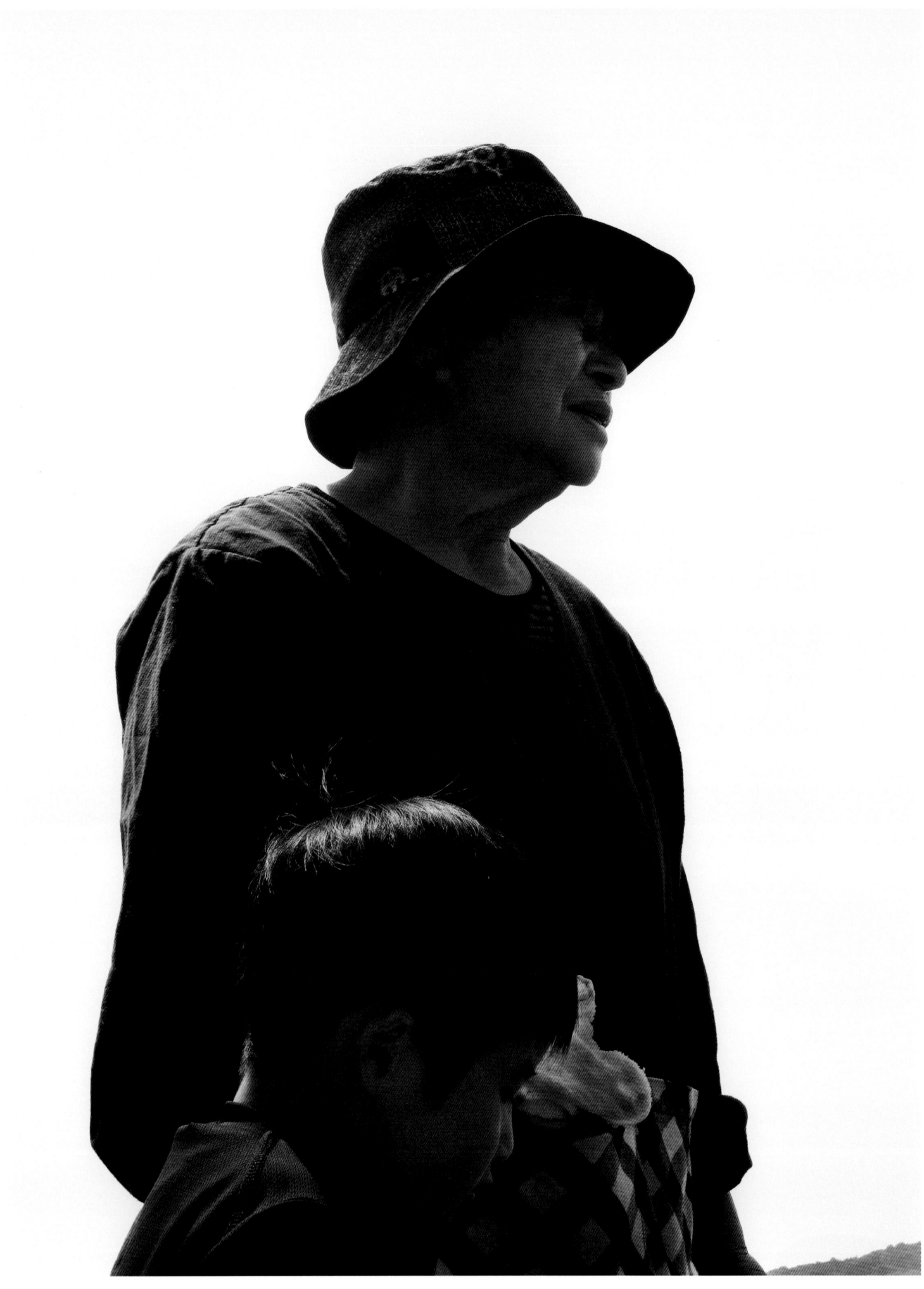

上村良子（智子の母）　自宅近くの海岸で　　　　　　　　　　　　　　　　　　　　　　　　　　＜2010年4月＞

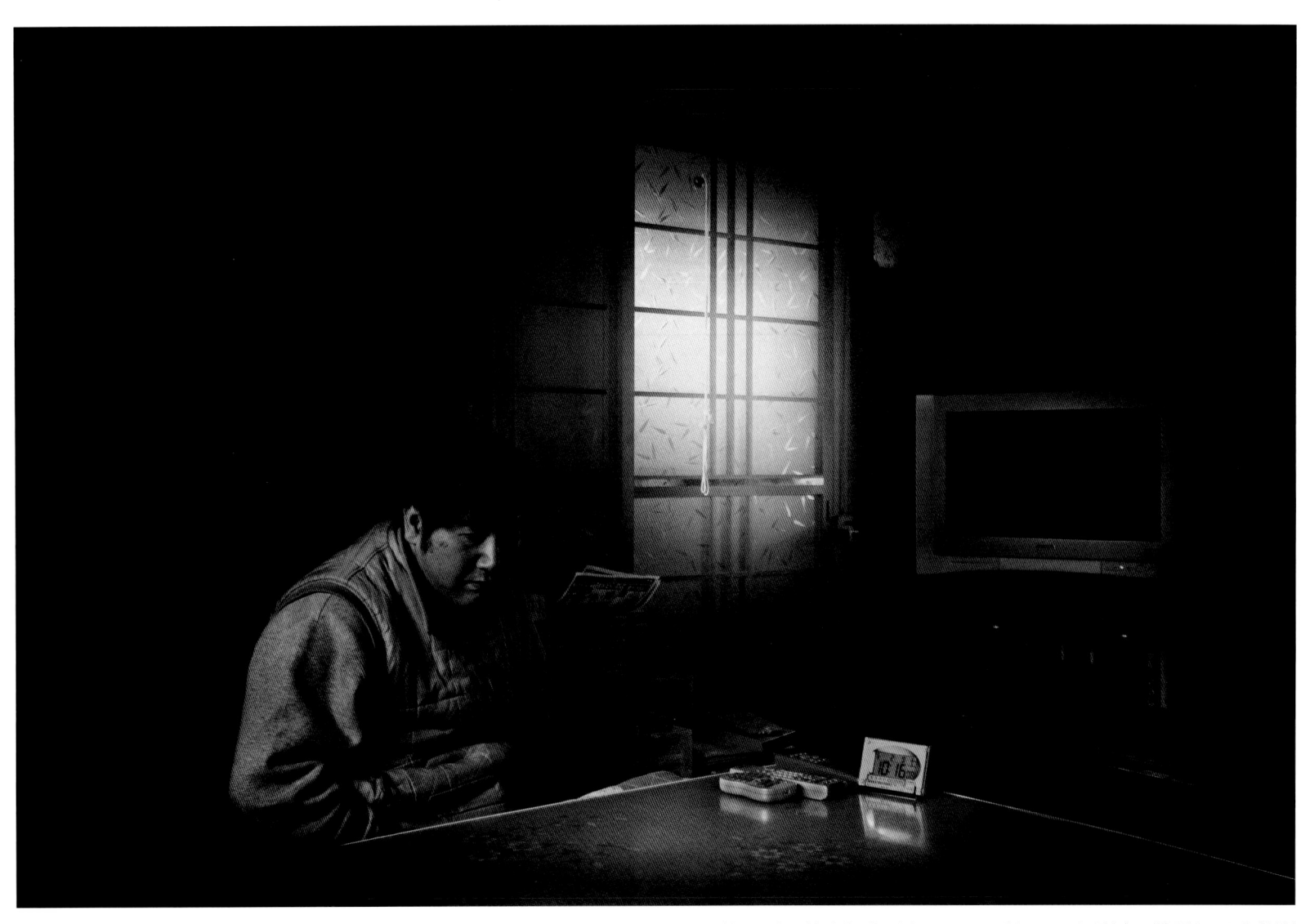

溝口知宏　1962年（昭和37年）水俣市袋生まれ。生後すぐに痙攣発作があった。両親は胎児性水俣病と思っている。週に1、2回習字の練習をしたり仲間と会う。未認定のまま1995年の救済策適用。自宅で　　　　　　　　　　　　　　　　　　　　　　　　　＜2008年2月＞

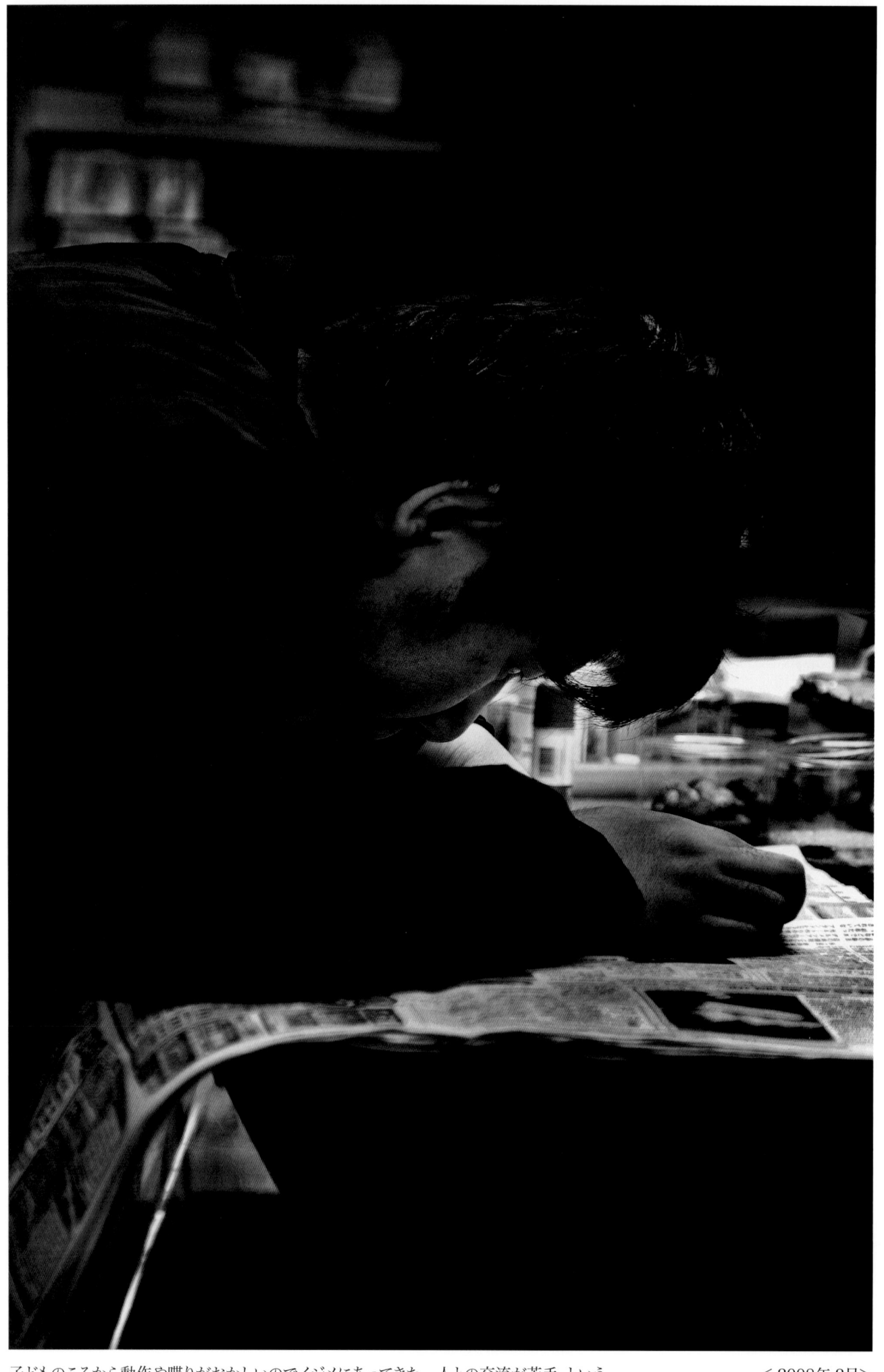

子どものころから動作や喋りがおかしいのでイジメにあってきた。人との交流が苦手、という　　　　　　＜2008年2月＞

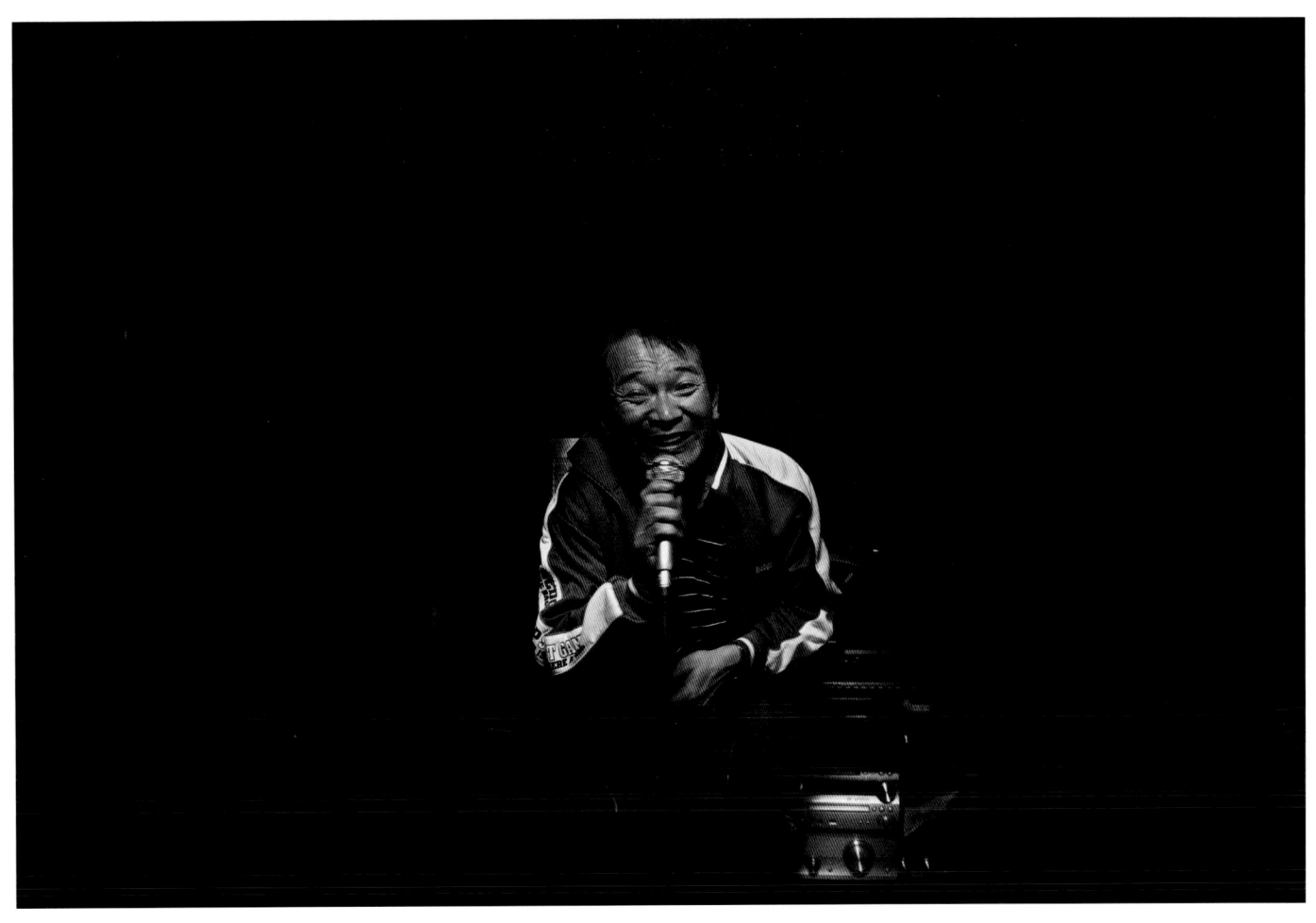

肥田澄博　1959年（昭和34年）生まれ。夢は演歌歌手になること。東京のレコード会社にデモテープを送っているが返事はまだない
＜2011年5月＞

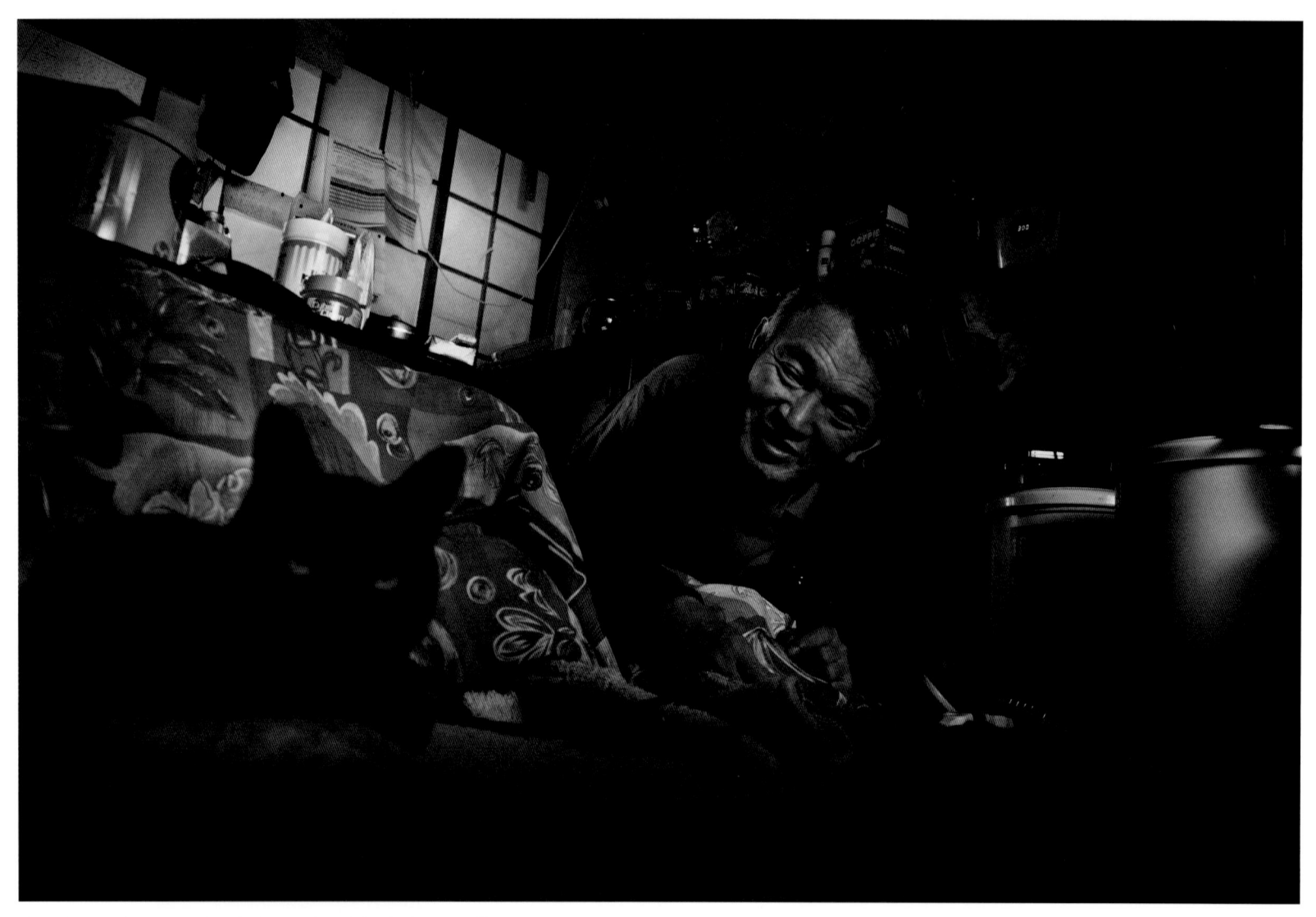

鹿児島県長島町獅子島の出身で現在は水俣市内で1人暮らし。近くの福祉施設で働く。週末には時々、電動スクーターでスナックに出かける。自宅で
＜2009年4月＞

海と地

　海の印象が強い水俣だが一番高い山、大関山（標高900メートル久木野）をはじめとして湯出薄原、石飛高原などの集落があり棚田、茶畑そして滝など美しい風景がある。
　そこで生まれた水は川を作り田畑を潤し不知火海に注ぎ込み豊かな漁場を形成してきた。その海に毒が流れたとき、海山とともに暮らしてきた人々の暮らしは一変した。からだもこころも病んだ。

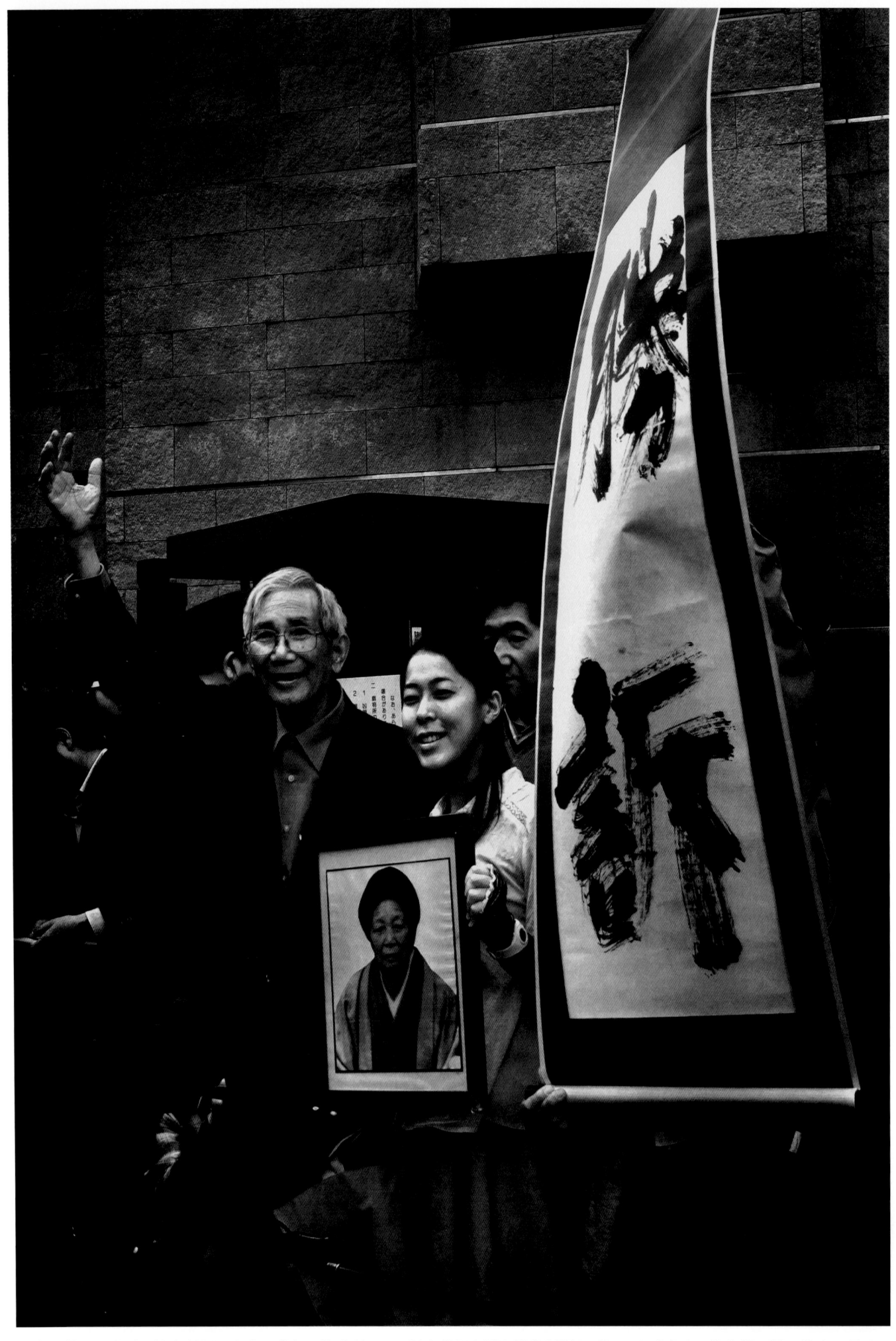

最高裁第3小法廷は熊本県側の上告を棄却。熊本県による認定棄却を覆す最終判断を下し, それをうけて熊本県は溝口秋生の母チエ (1977年に77才で死亡) を水俣病に認定した。　写真左から溝口秋生, 支援の永野三智, 溝口知宏　最高裁前で

<2013年4月>

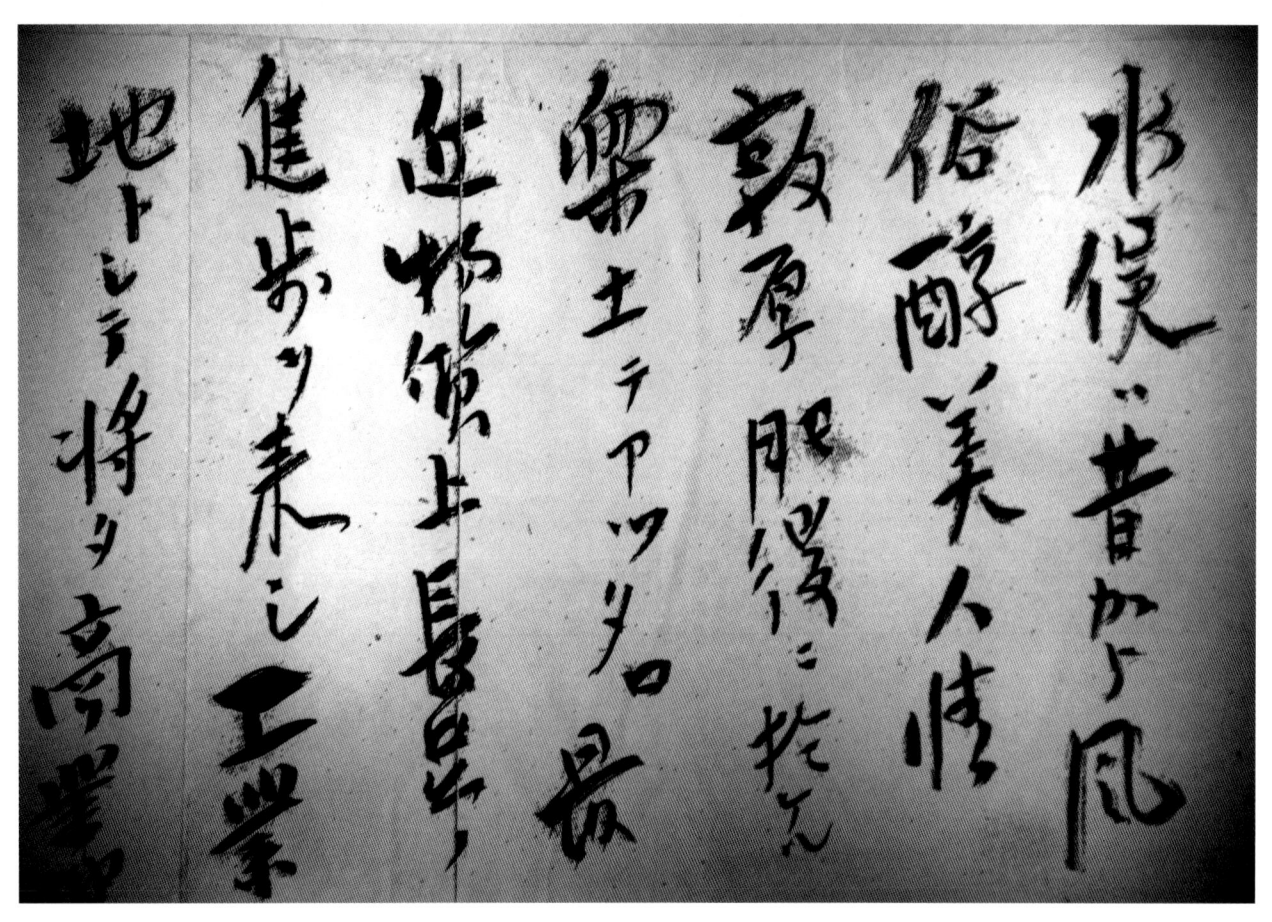

徳富蘇峰が1933年(昭和8年)3月、東京・大森から水俣婦人会へあてた手紙　　　　　　　　　　　　＜2008年2月＞

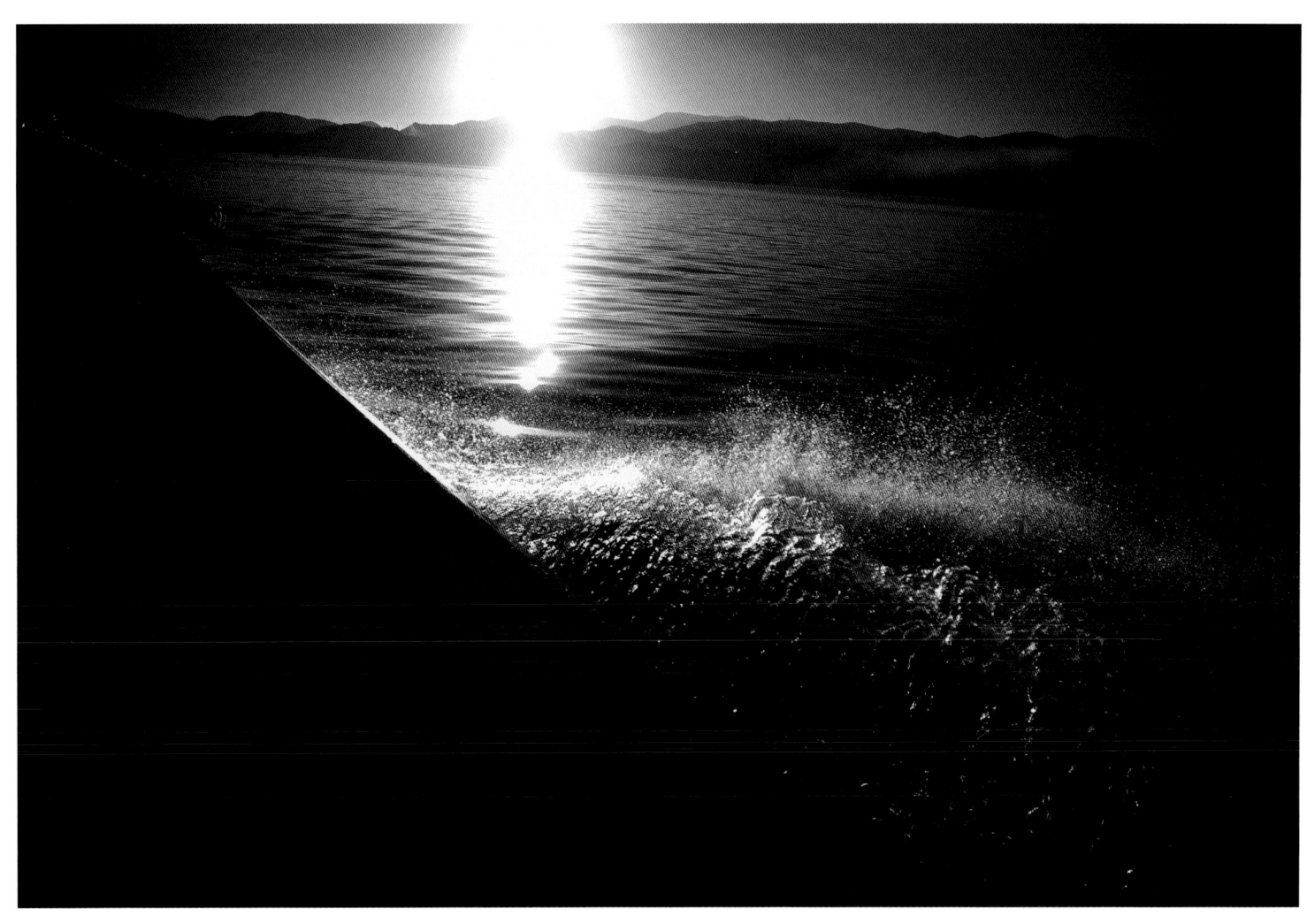

早朝の水俣湾　　　　　　　　　　　　　　　　　　　　　　　　　　　　　　　　　　　　　＜2008年7月＞

㈱チッソの母体、旧日窒肥料の創業者 野口遵の肖像画。チッソ水俣工場2階の円卓会議室　　　＜2008年2月＞

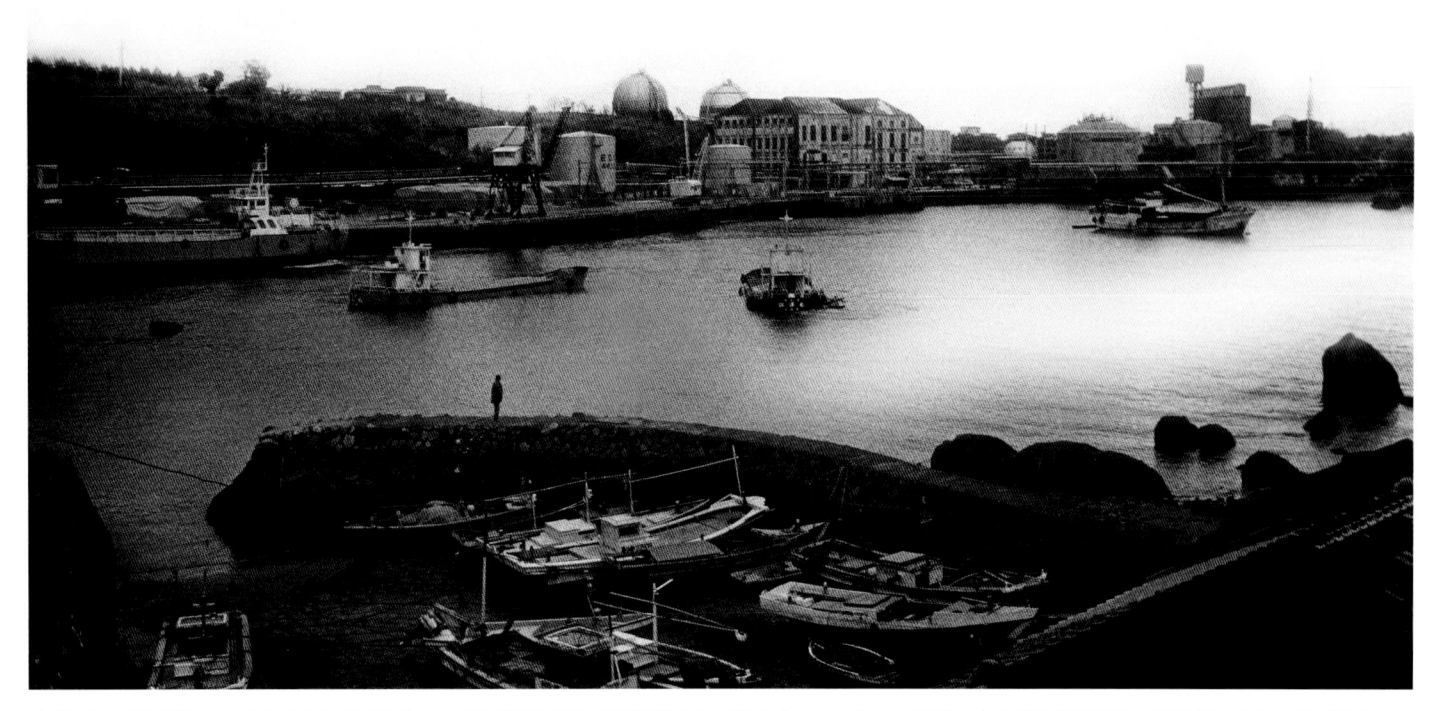

水俣市の梅戸港 1916年（大正5年）日本窒素肥料㈱の専用港として作られた。チッソ専用の火力発電所（奥の建物）は1971年（昭和46年）発電を停止。その後、取り壊された
＜1979年＞

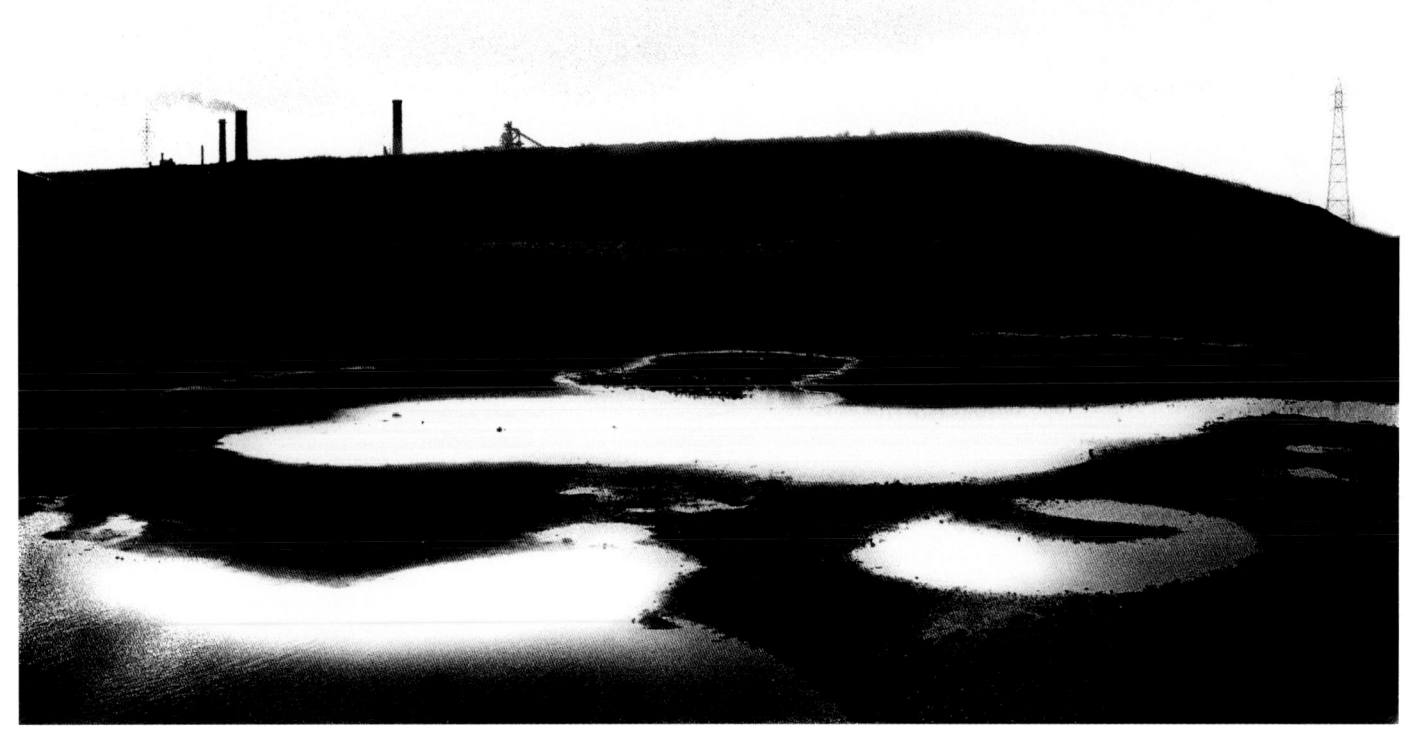

水俣市八幡のカーバイド残渣プール跡。1958年9月会社は、水俣湾に流していた水銀排水を八幡プール経由水俣川河口から流すよう変更した。すると水俣川河口や津奈木村に患者が出た
＜1979年＞

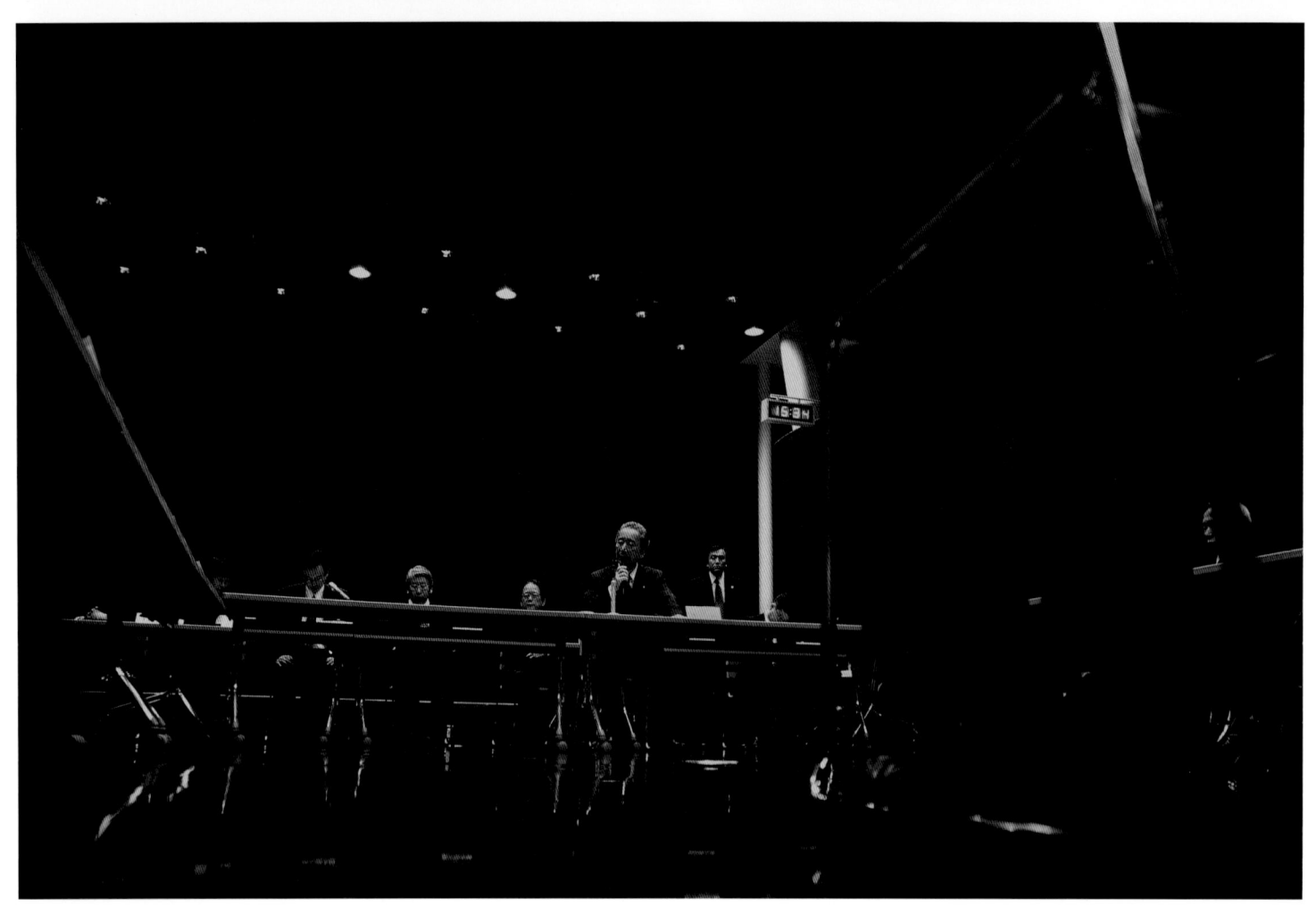

各患者団体の要望に答える環境省の鴨下一郎大臣(当時) 水俣病情報センターで　　　　　　　　　　　　　　＜2008年5月＞

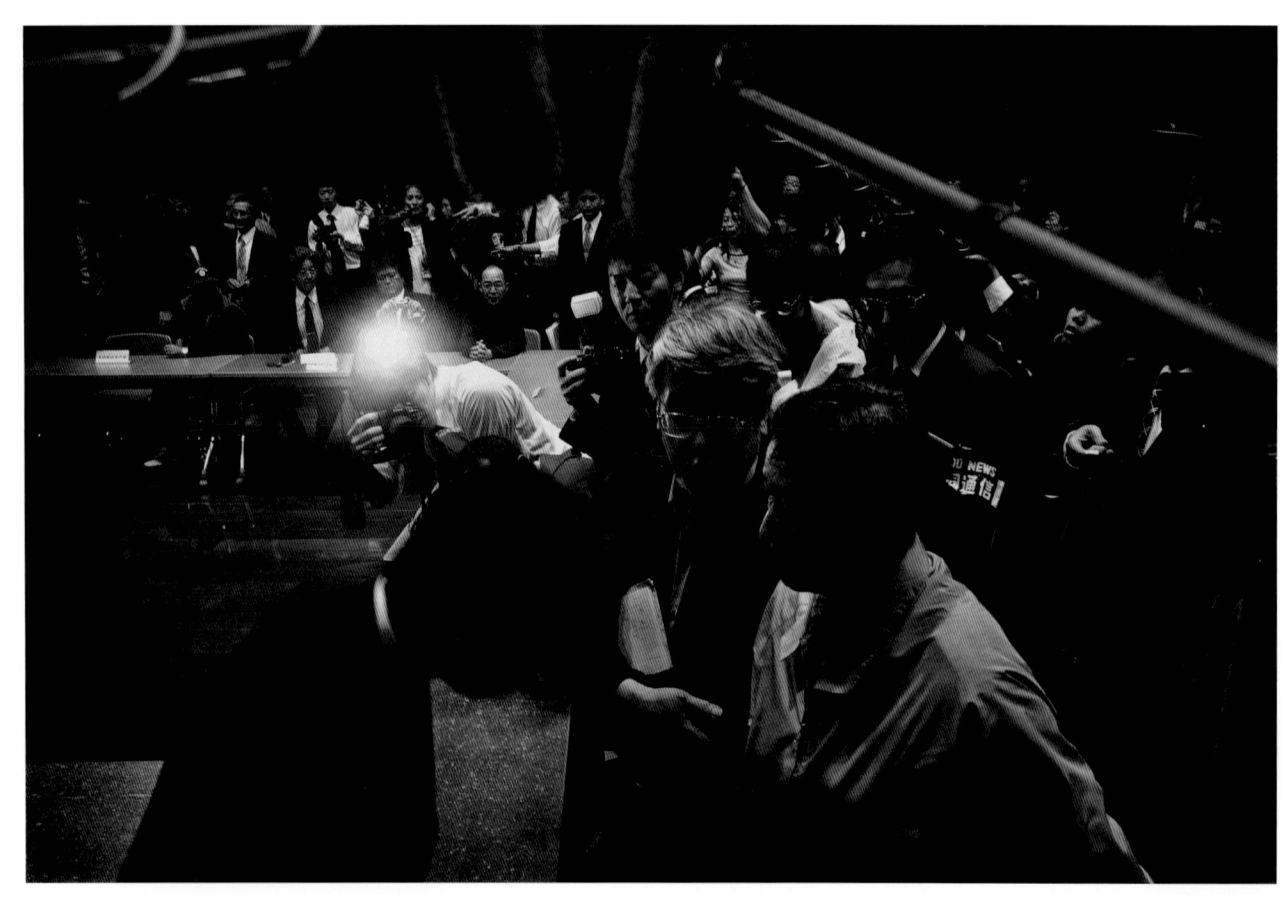

同　水俣病被害者互助会の佐藤英樹会長(右側)　　　　　　　　　　　　　　　　　　　　　　　　＜2008年5月＞

水俣市内で <2007年11月>

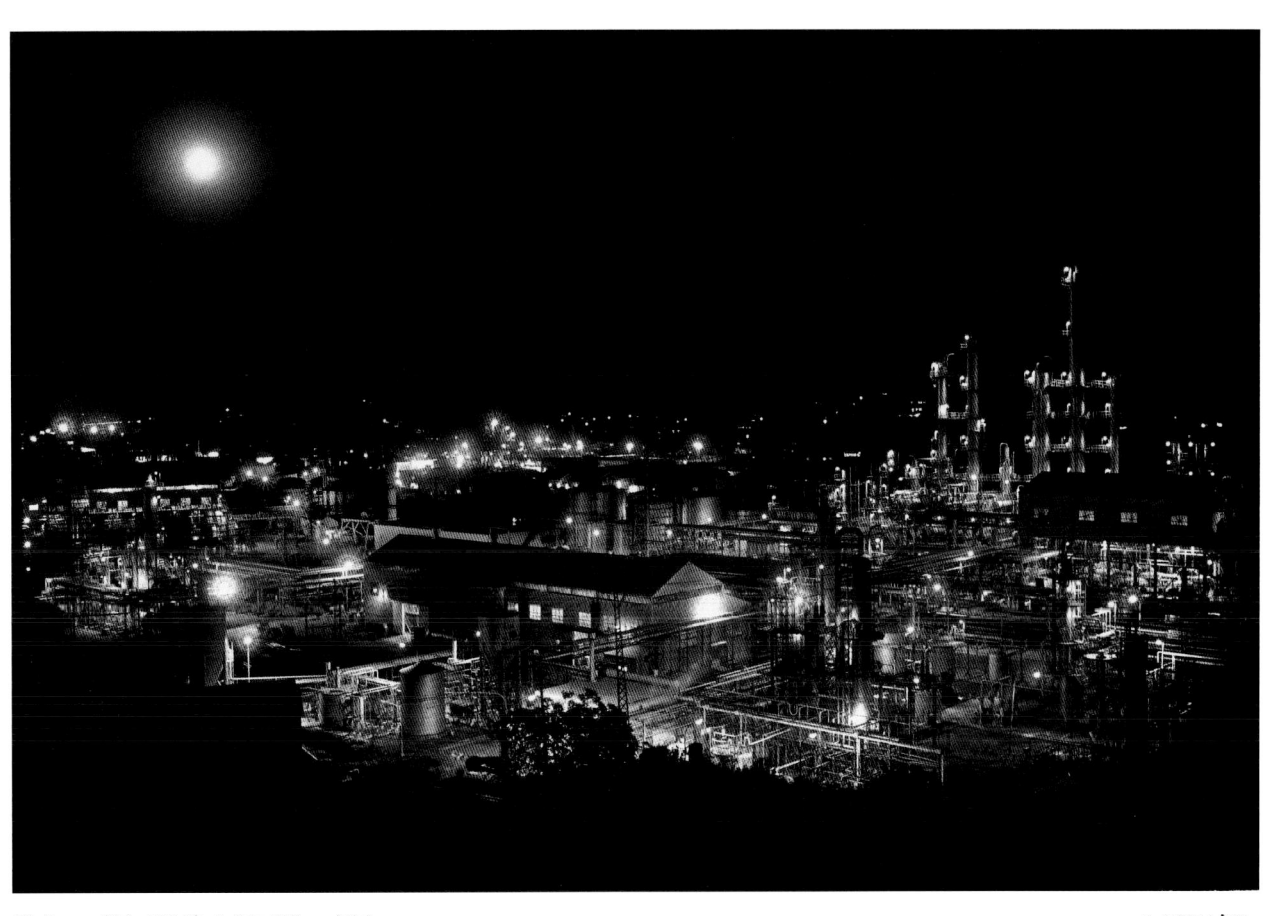

㈱チッソ（現・JNC）水俣工場の夜景 <1974年>

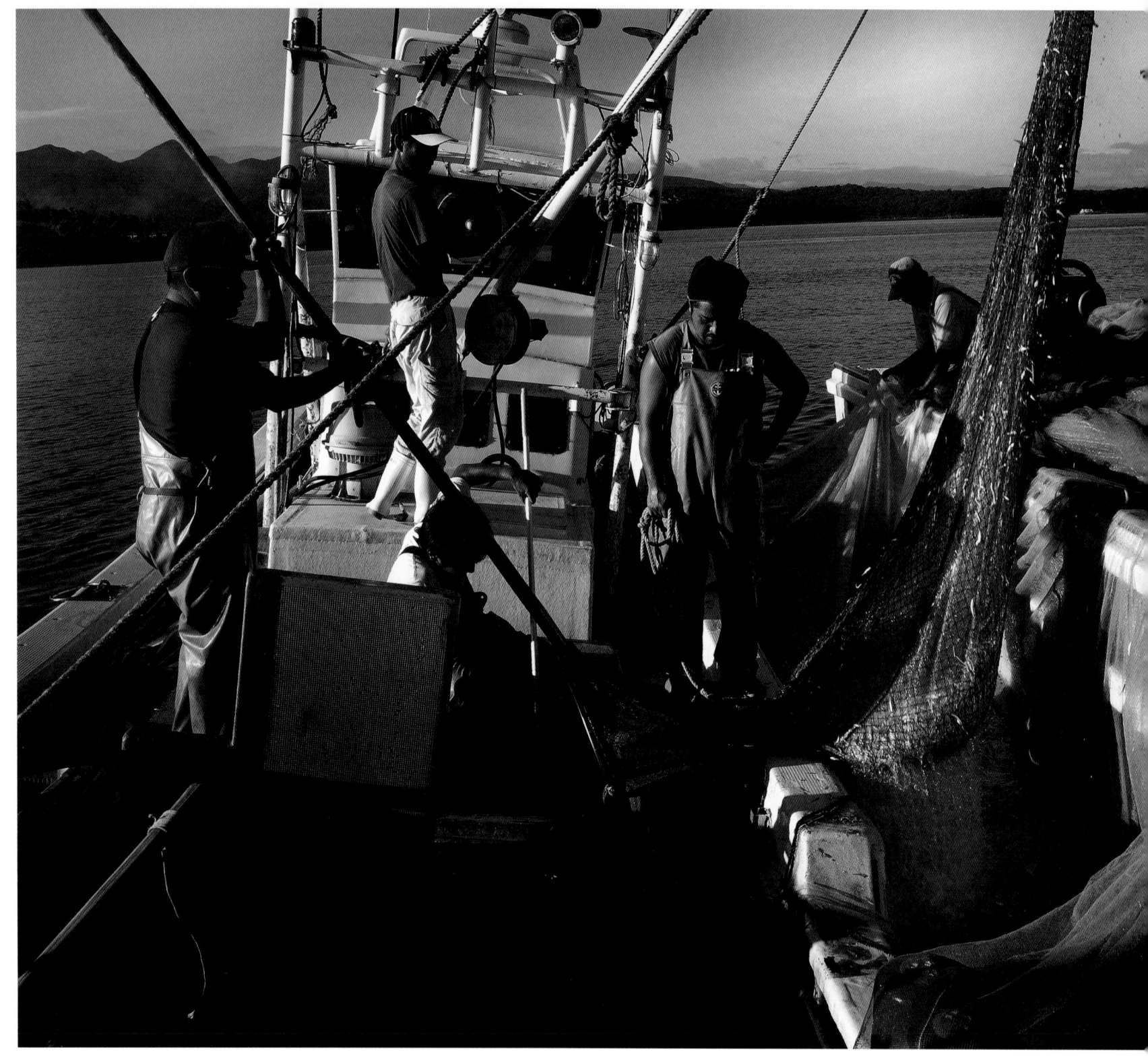

水俣湾でのチリメン漁 　　　＜2008年 7月＞

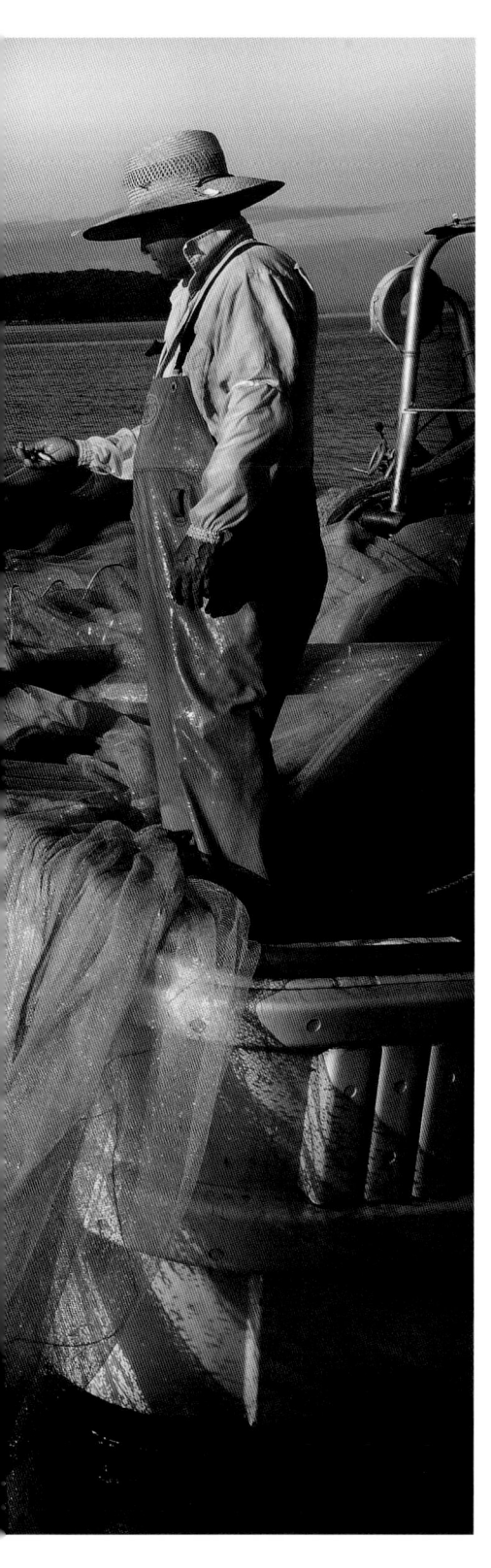

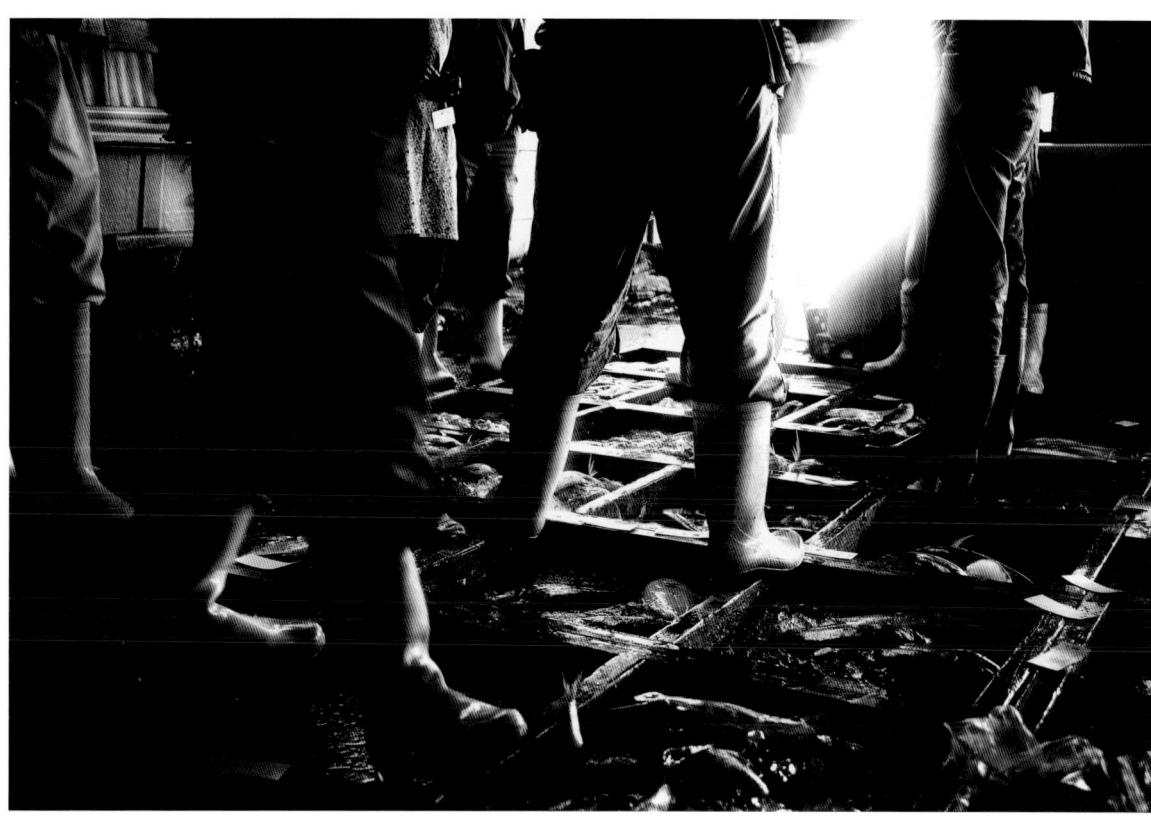

水俣魚市場　かつては仲買人が水俣市山間部から鹿児島県の山野や大口に鉄道（山野線）で魚を運んだ。遠くは大阪、京都などの大消費地にも送られた 　　　＜2008年10月＞

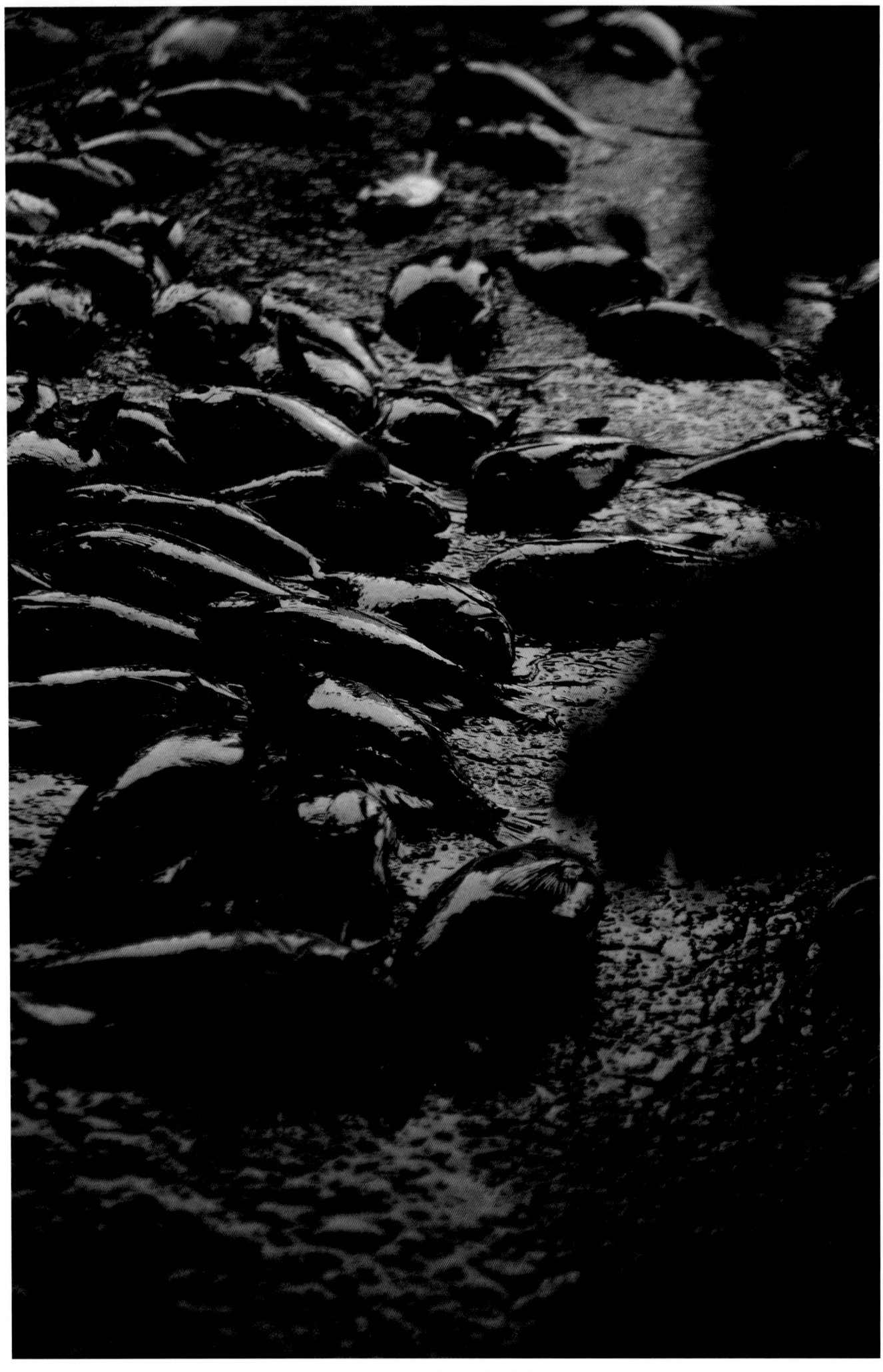

水俣の漁業が衰退した現在、この市場を最も利用しているのは対岸の天草や鹿児島ナンバーの漁船が多い　　＜2011年5月＞

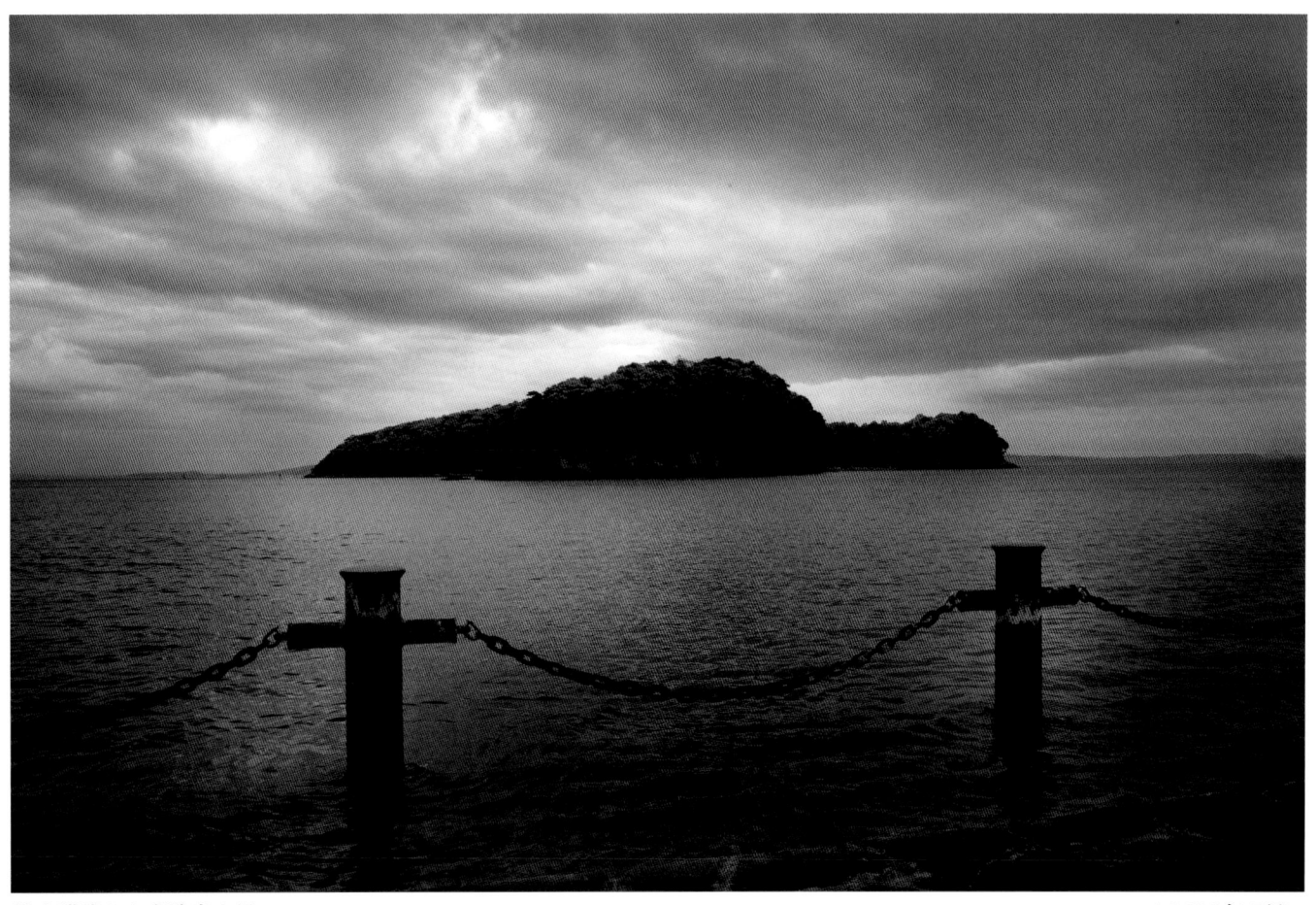

親水護岸から恋路島を見る　　　　　　　　　　　　　　　　　　　　　　　　　　　＜2011年5月＞

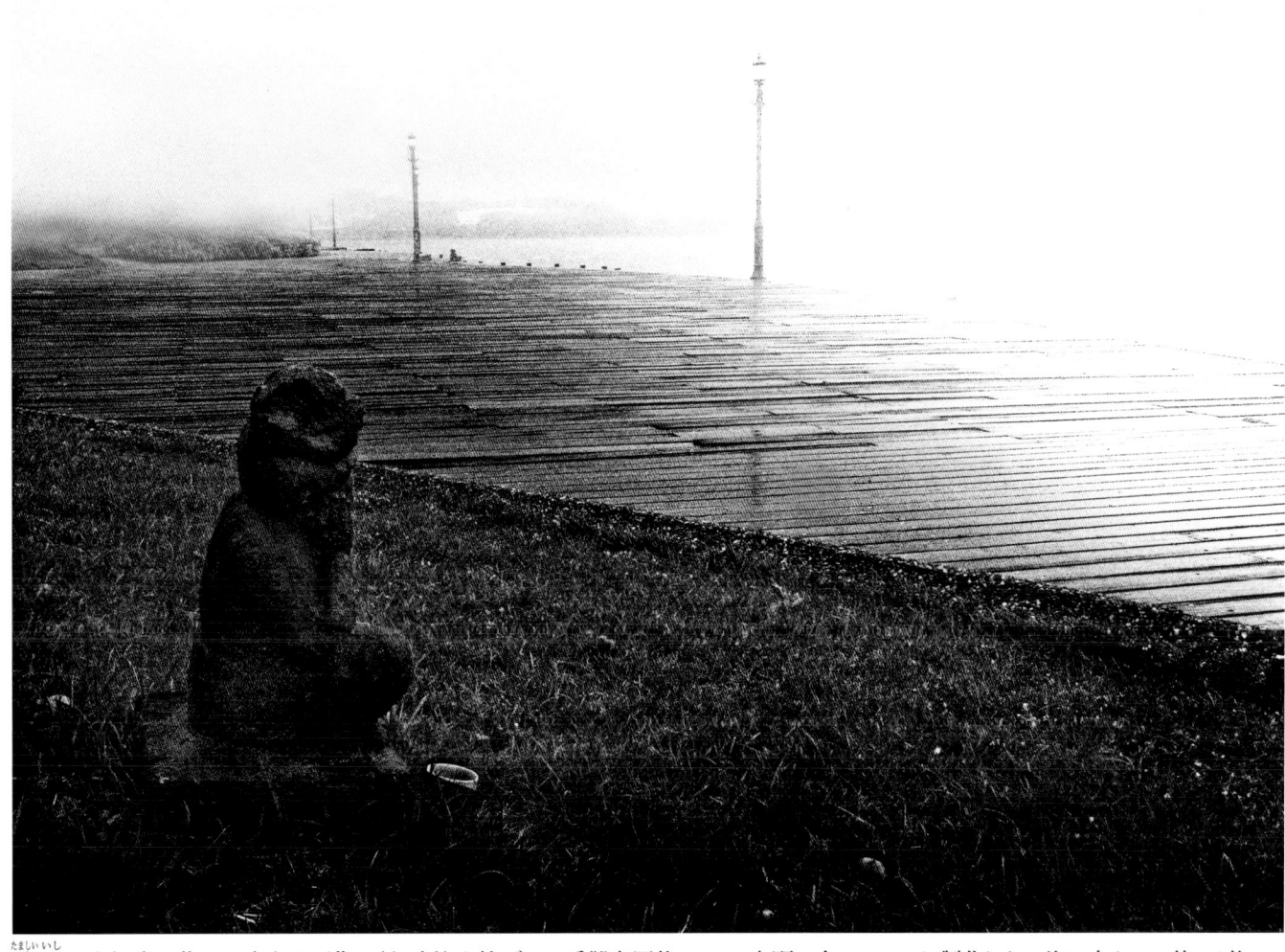

魂石(たましいいし)　水俣病の苦しみ、怒りを石像に託し祈りを捧げる。受難者団体の1つ、本願の会メンバーが制作した。海に向かって約50体
＜2007年8月＞

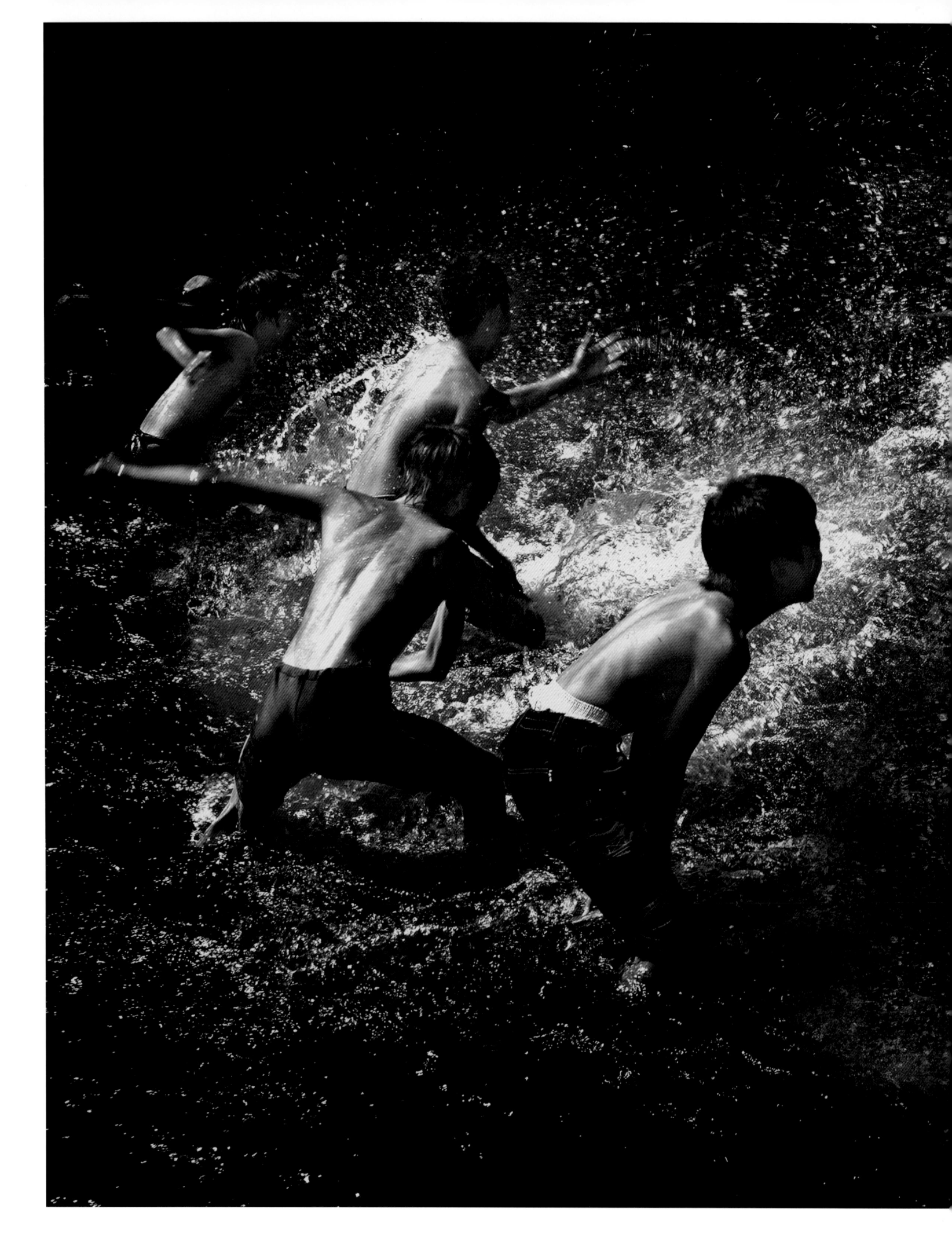

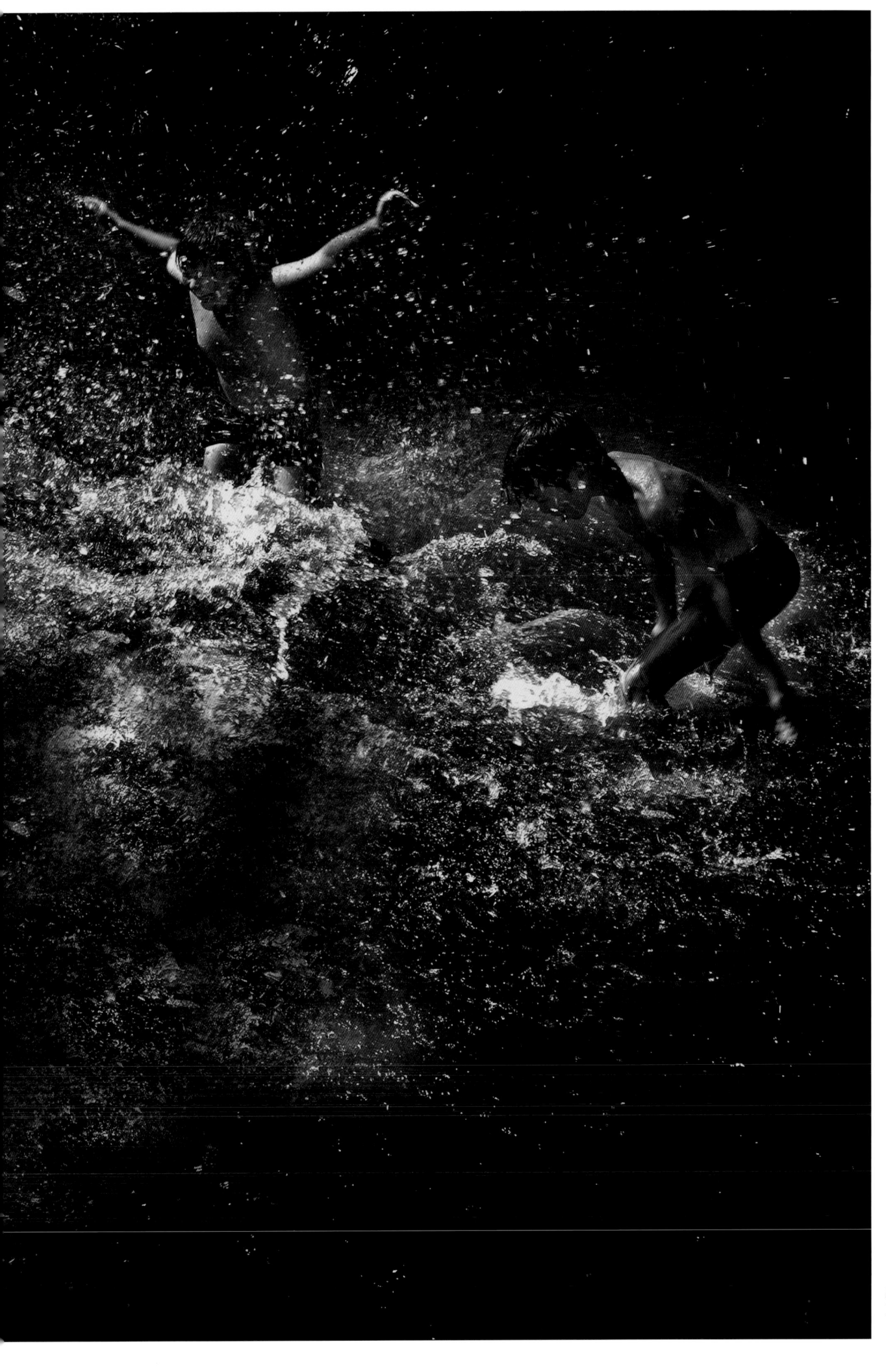

水俣市東部、石坂川の川中島で
葛渡小学校の6年生
＜2008年7月＞

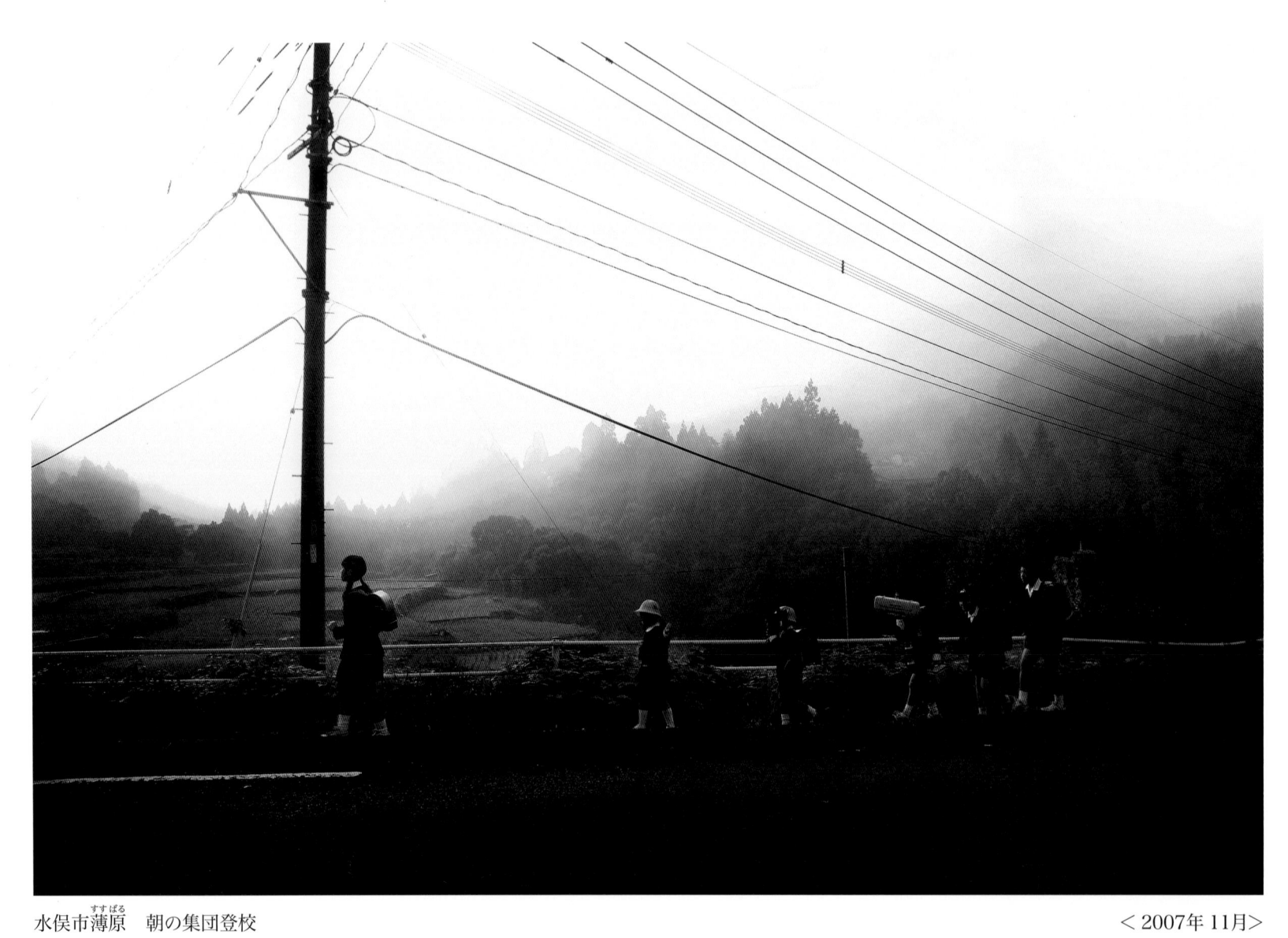

水俣市薄原　朝の集団登校 ＜2007年11月＞

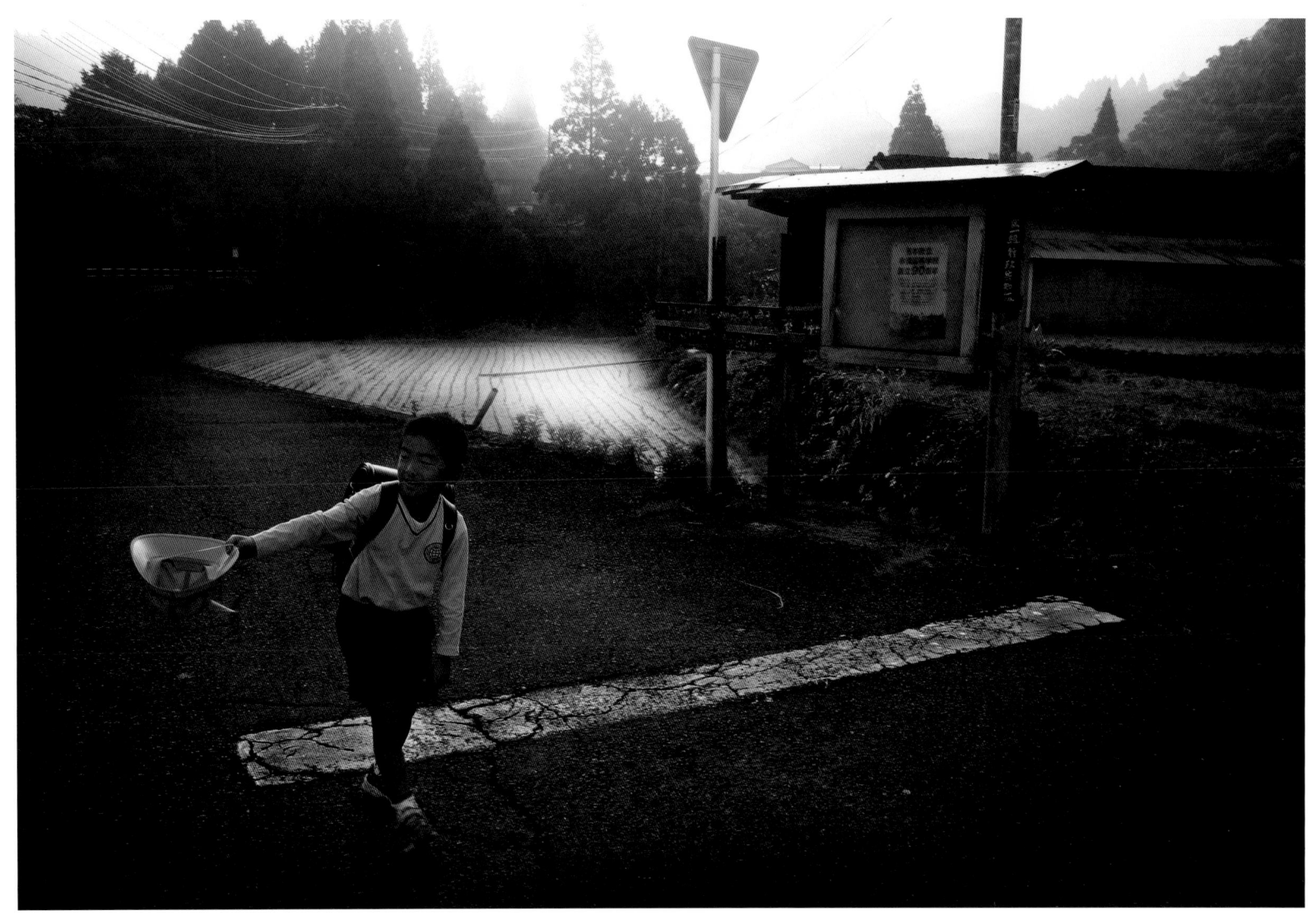

薄原の朝 ＜2007年11月＞

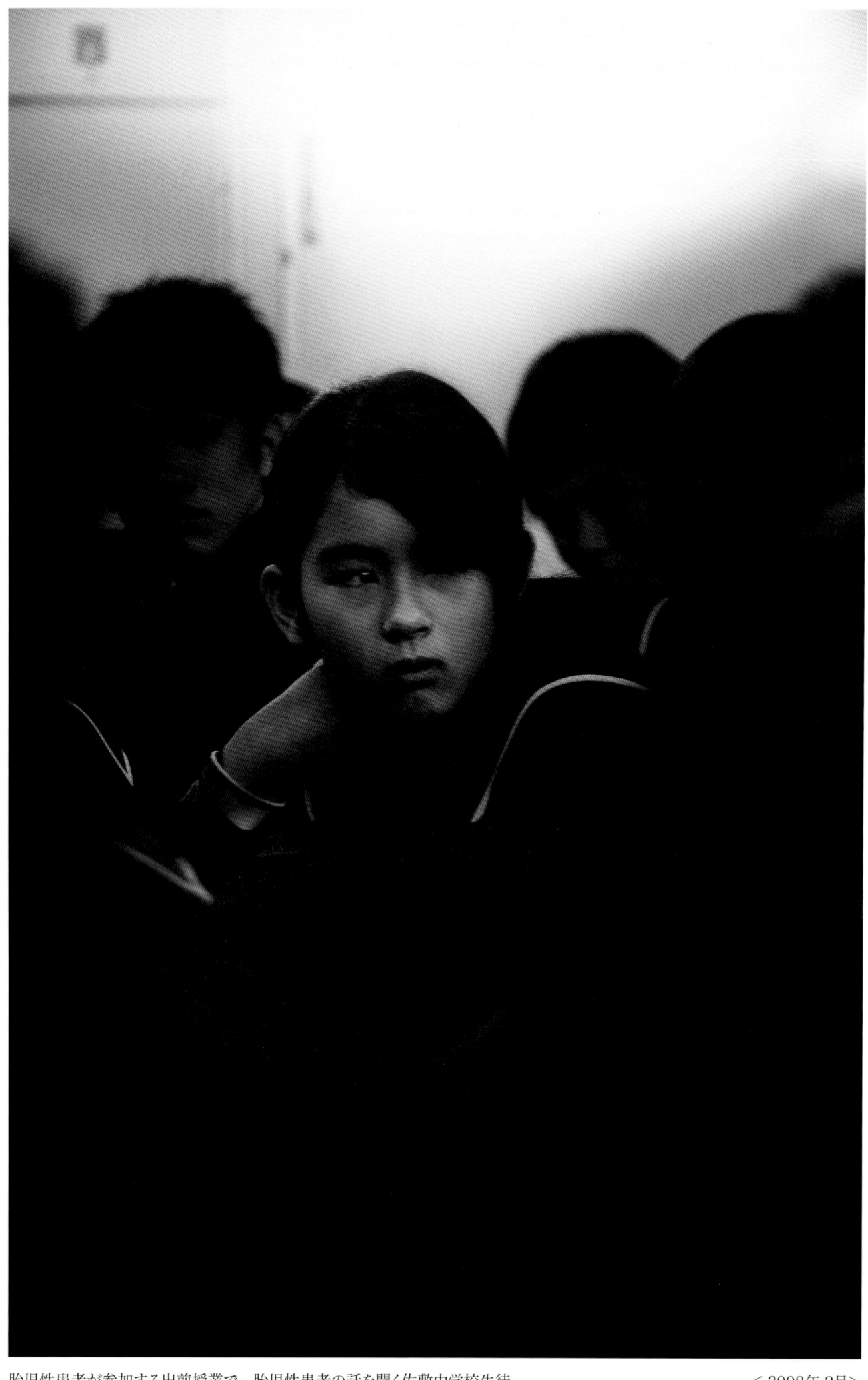

胎児性患者が参加する出前授業で。胎児性患者の話を聞く佐敷中学校生徒 ＜2008年2月＞

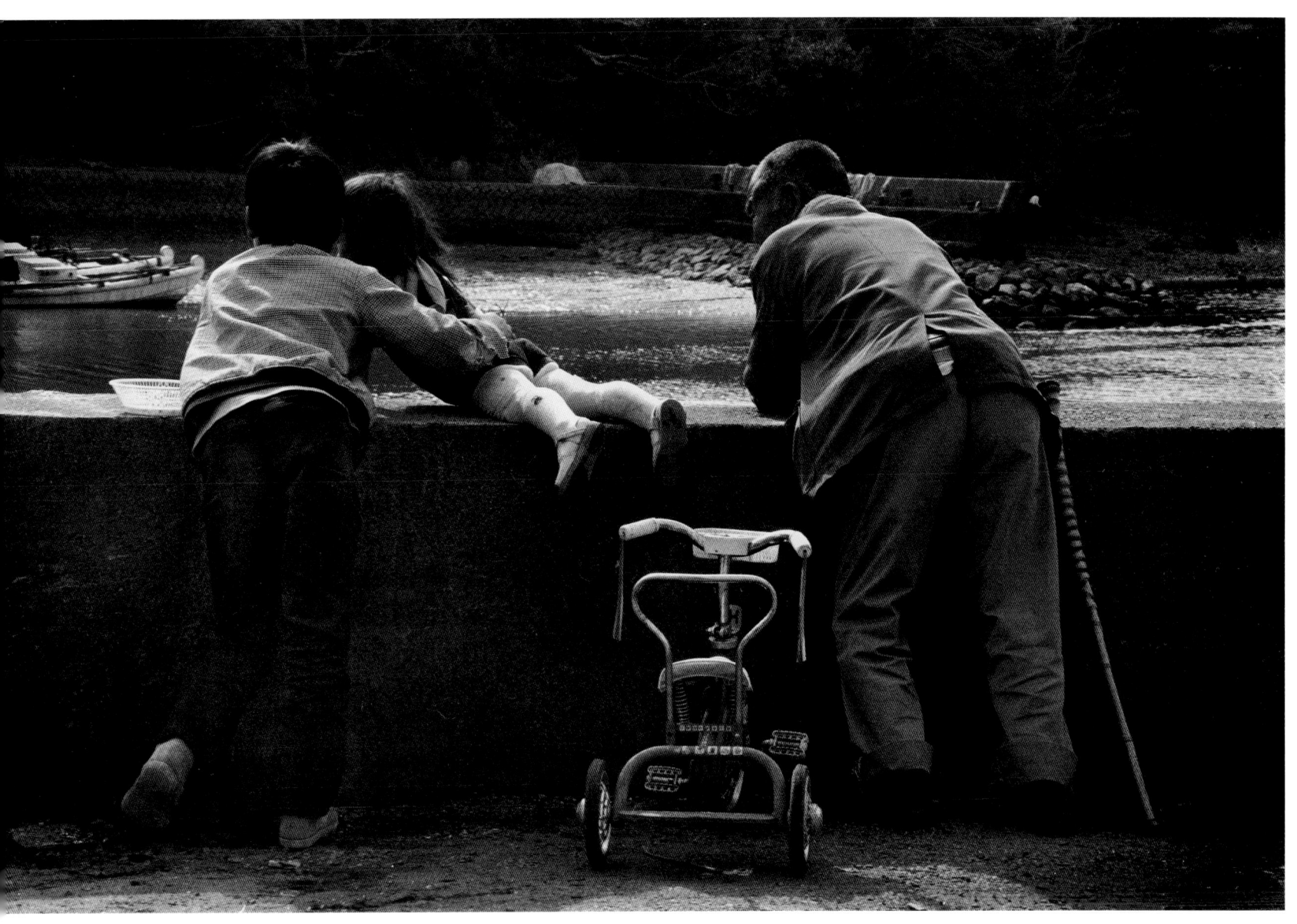

水俣市最南端の茂道漁港。水俣病多発地帯の1つ　　　＜1977年＞

梅戸港で <2008年4月>

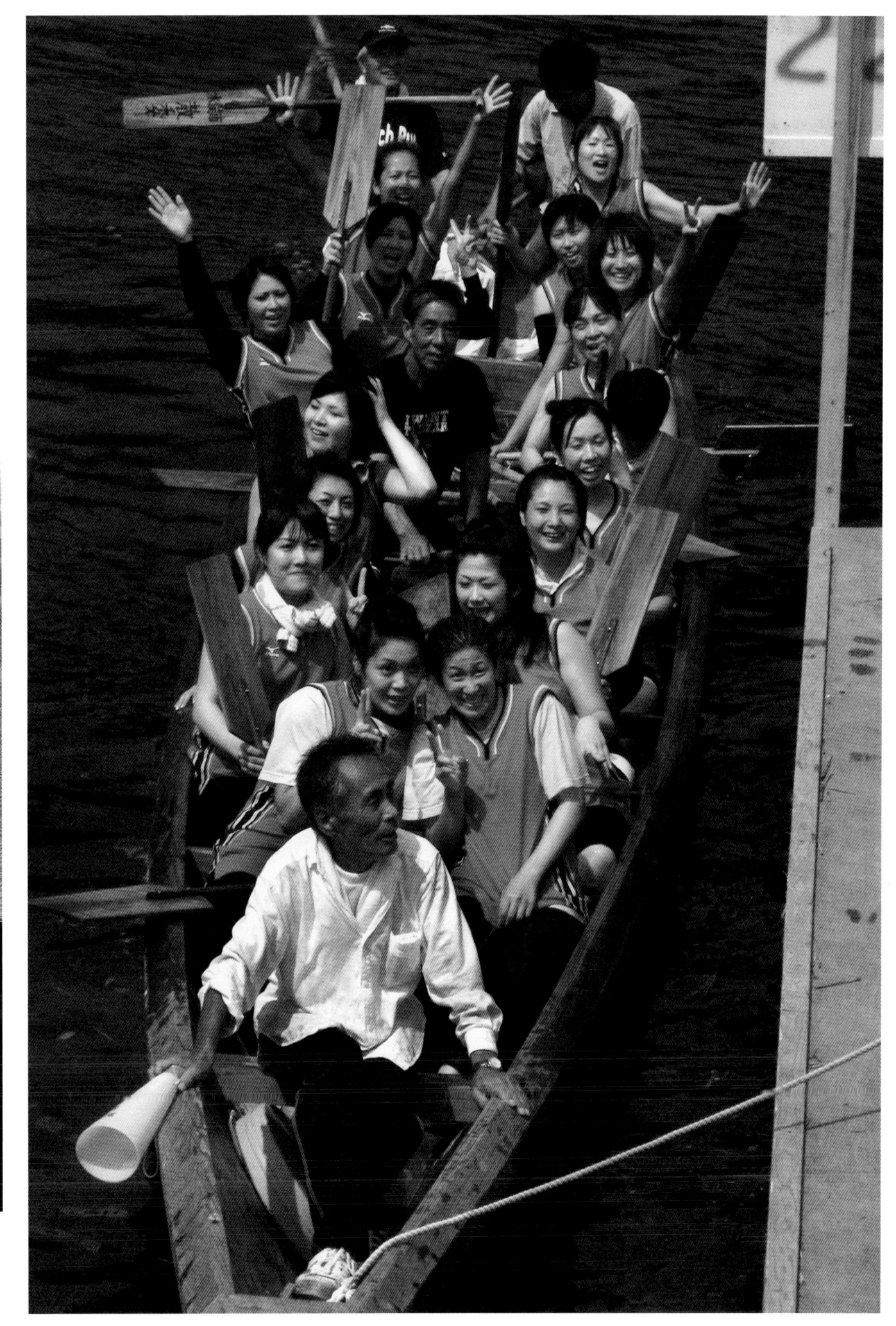

競り船大会　毎年夏に水俣川河口で行われる。この年の女子優勝チーム　　　　　　　　　　　　　　　＜2007年8月＞

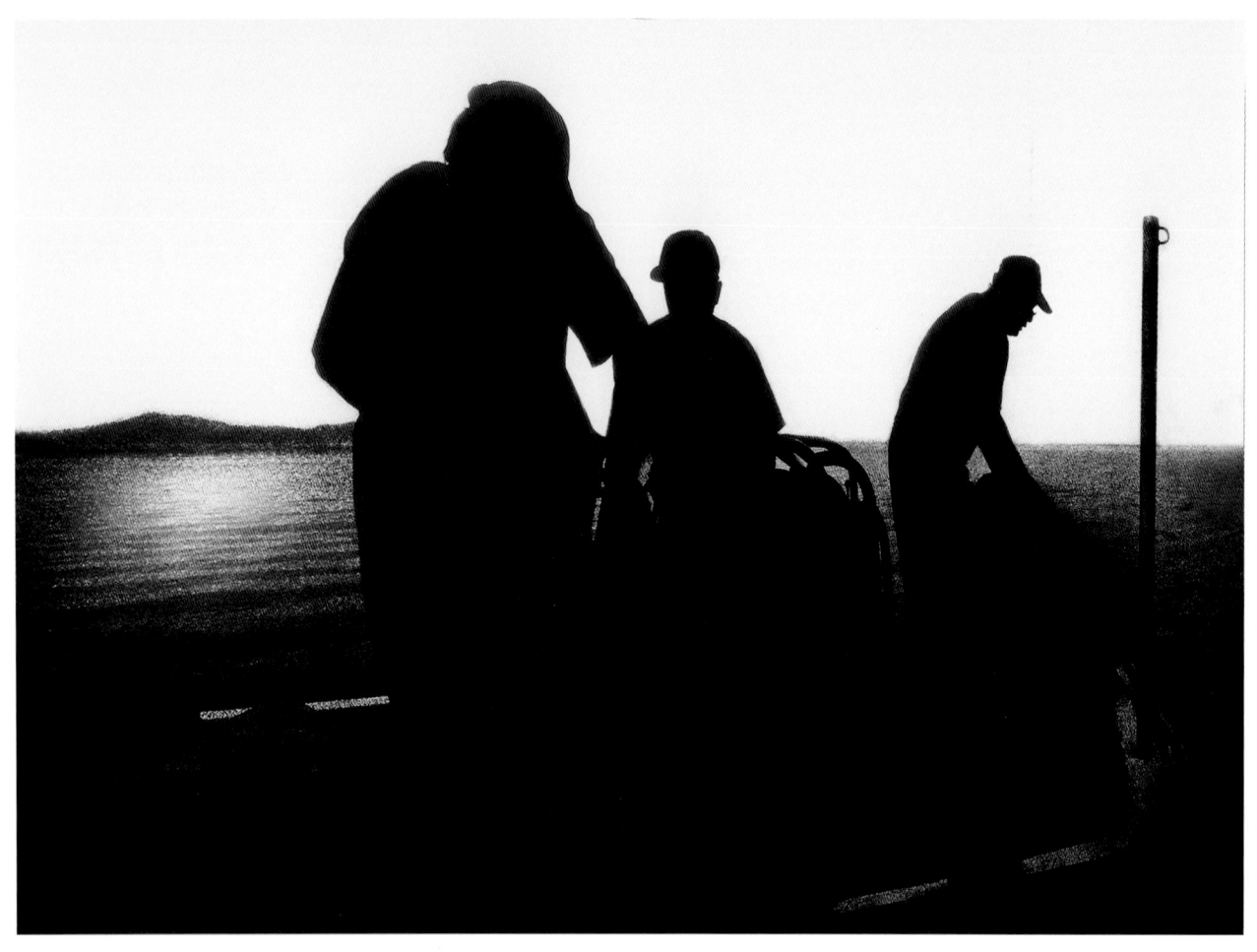

チリメン漁　水俣市茂道沖で　　　　　　　　　　　　　　　　　　　　　　　　　　　＜2007年＞

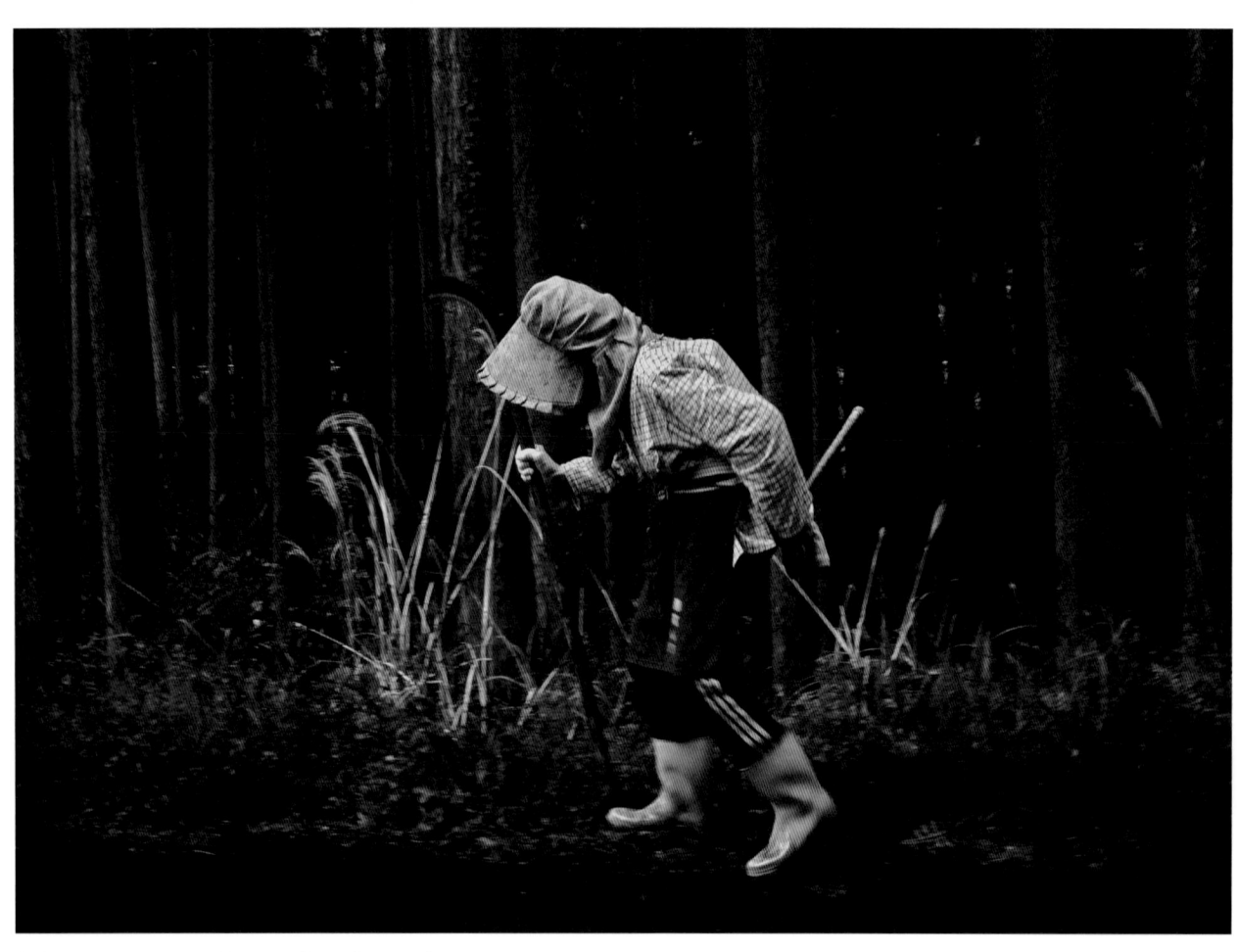

伊佐市の大口から杉林の下刈りに来たおばあさん。水俣市久木野で　　　　　　　　　　＜2011年4月＞

茂道 　　　　　　　　　　　　　　　　　　　　　　　　　　　　　　＜2010年11月＞

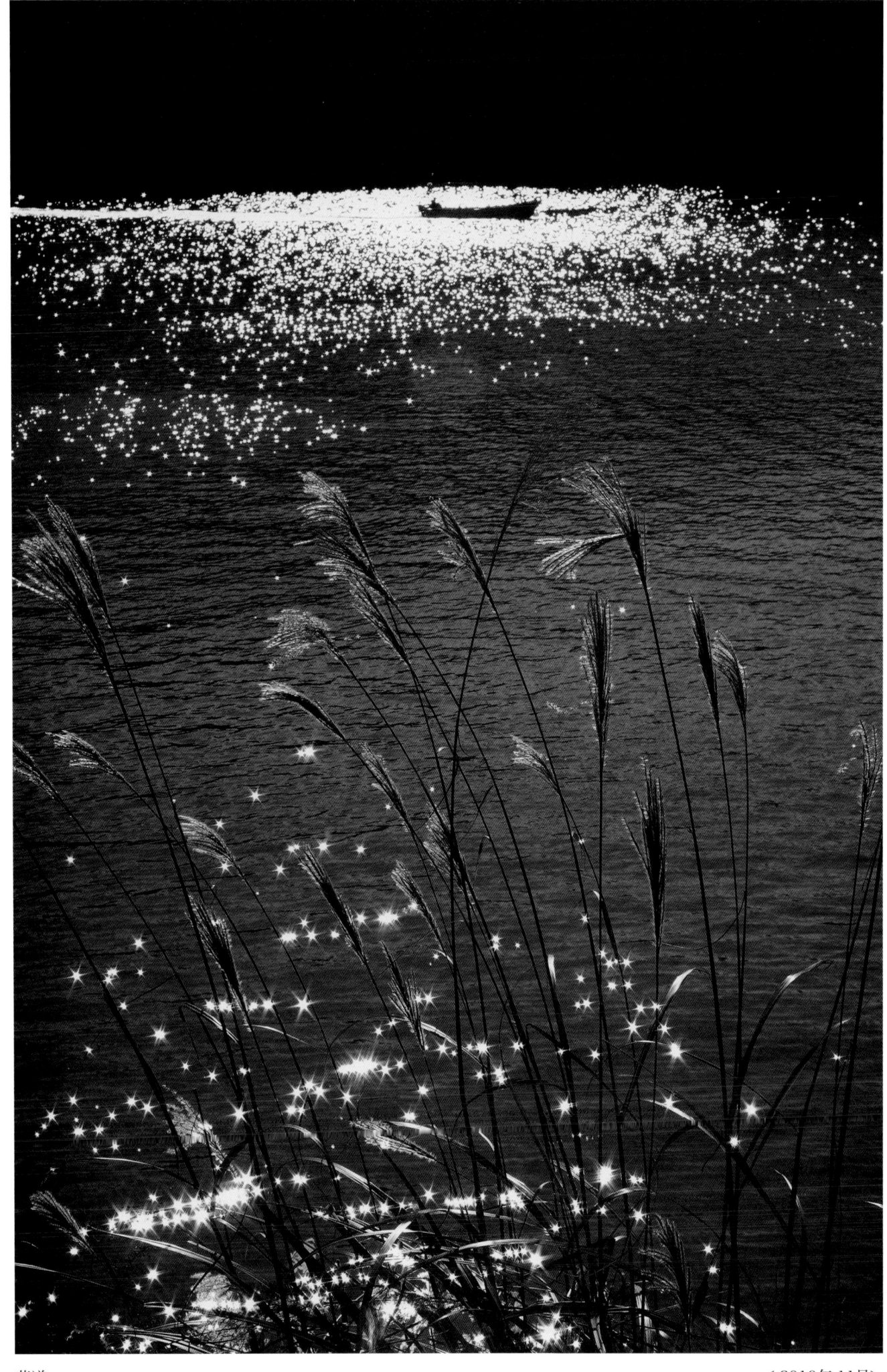

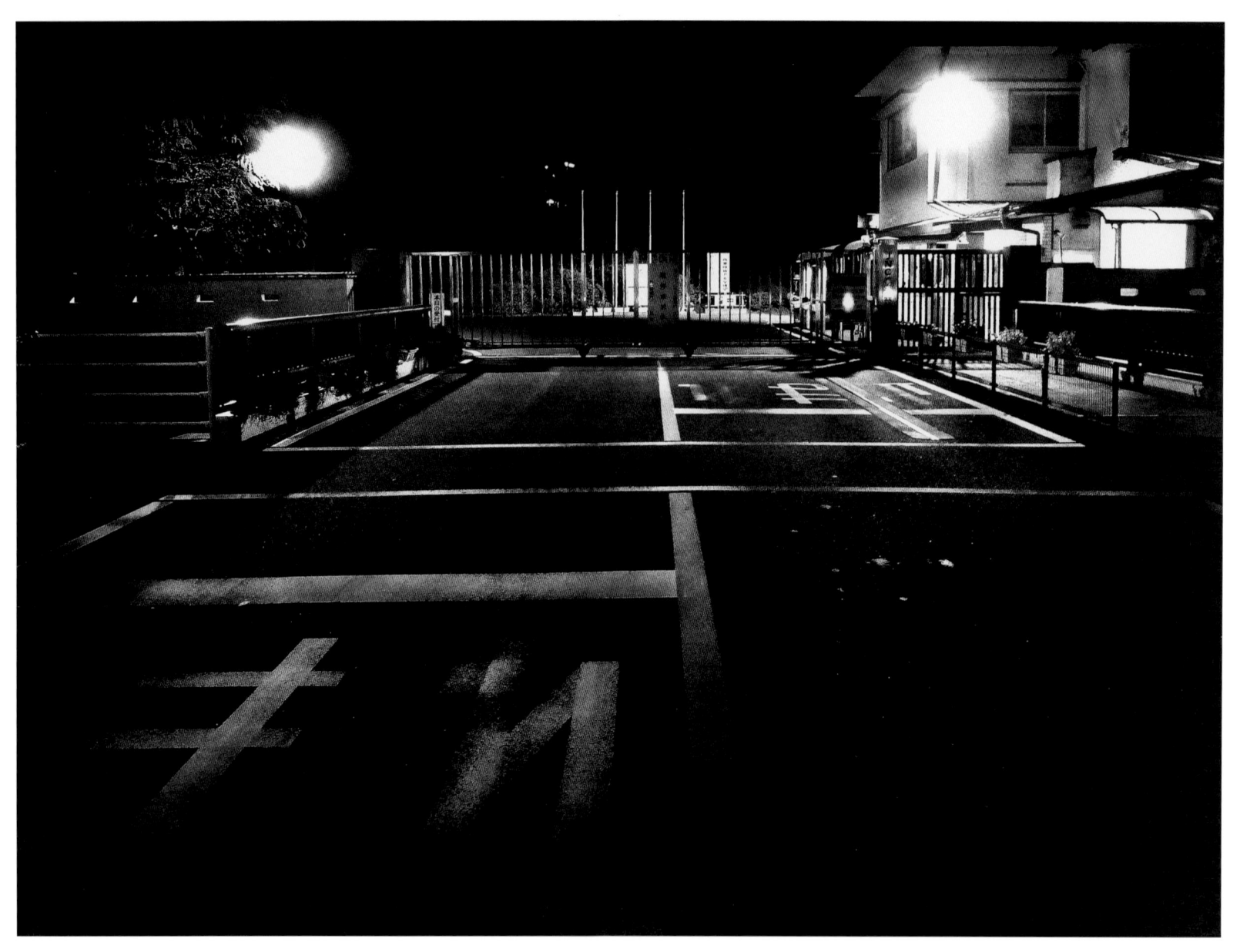

㈱チッソ（現・JNC）水俣工場正門　　　　　　　　　　　　　　　　　　　　　　　　　＜2012年10月＞

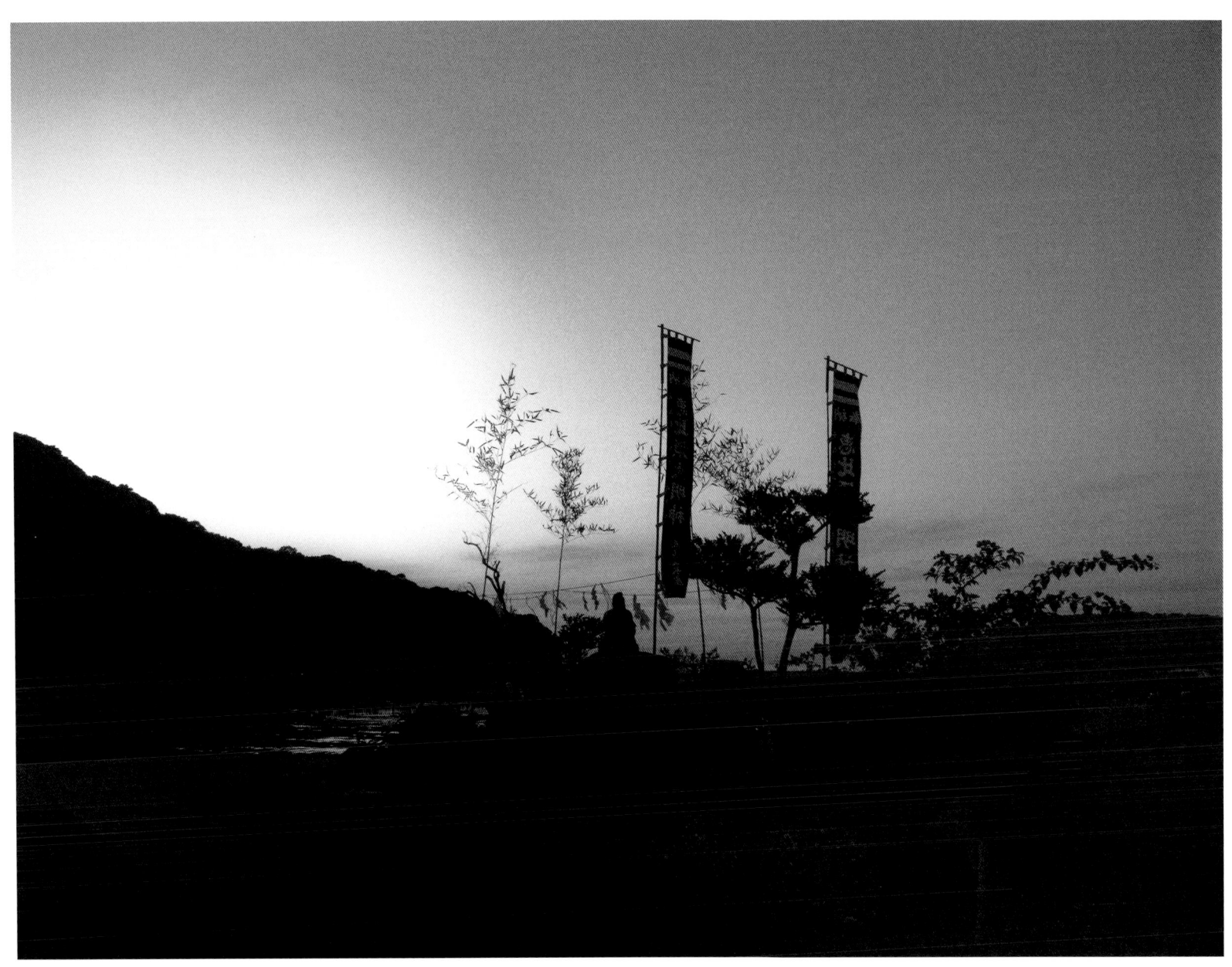

茂道のえびす祭 <2007年11月>

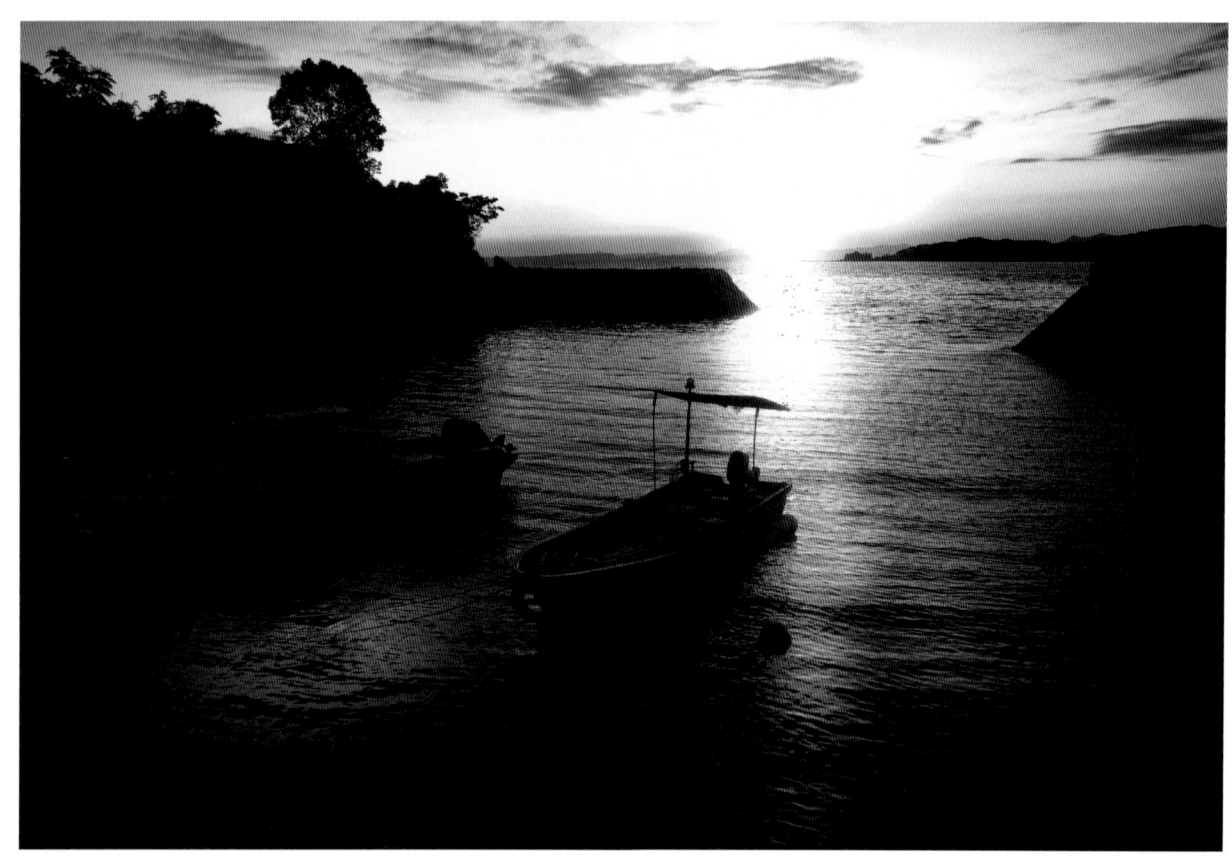

坪谷 　　　　　　　　　　　　　　　　　　　　　　　　　　　　　　　　　＜2008年7月＞

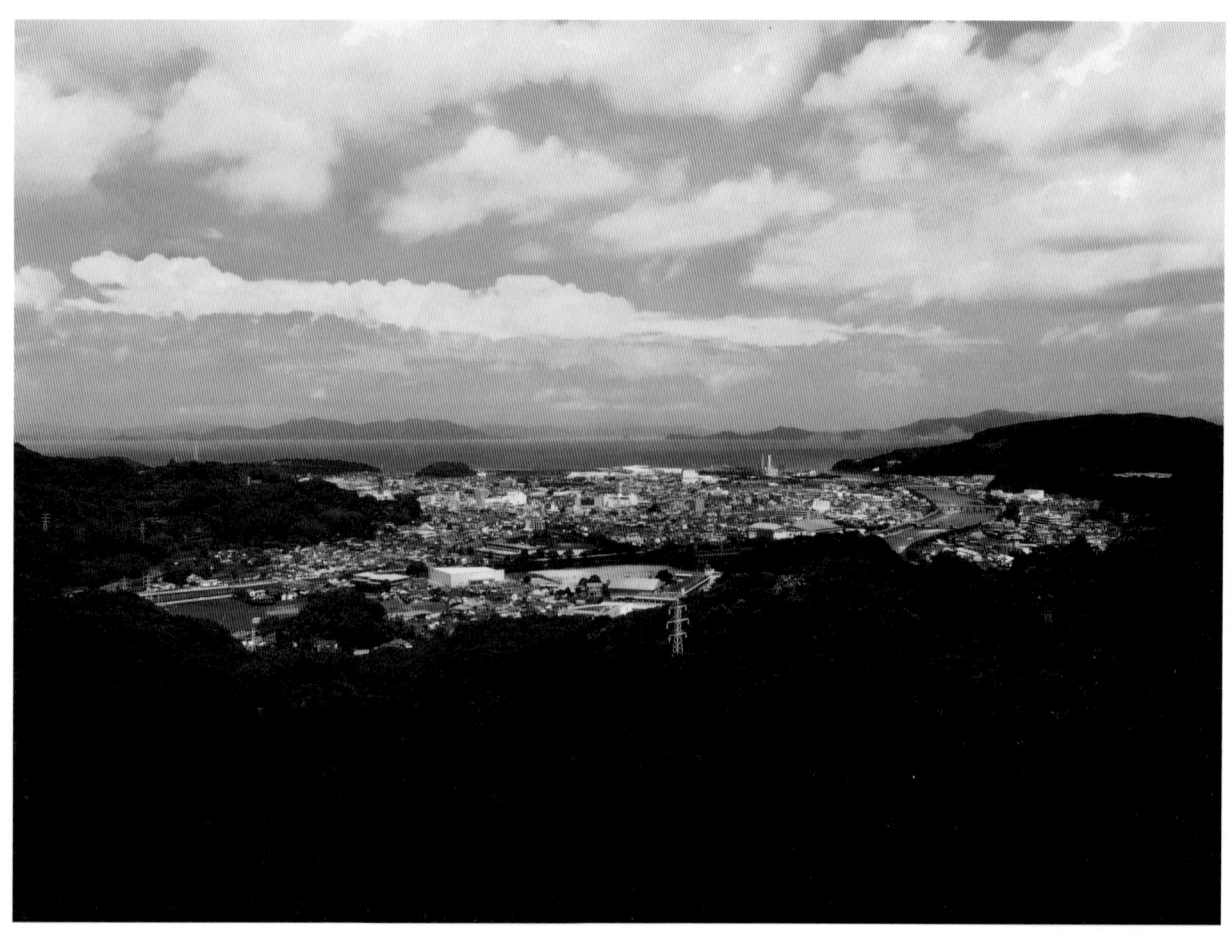

水俣市街地 　　　　　　　　　　　　　　　　　　　　　　　　　　　　　　＜2012年7月＞

伊佐市にある曽木第二発電所遺構。電力は近くの金鉱山などに供給されたが余剰電力を活用するために、隣接する水俣村にカーバイド工場を1908年 (明治41年) 建設し製造を開始した

＜2008年2月＞

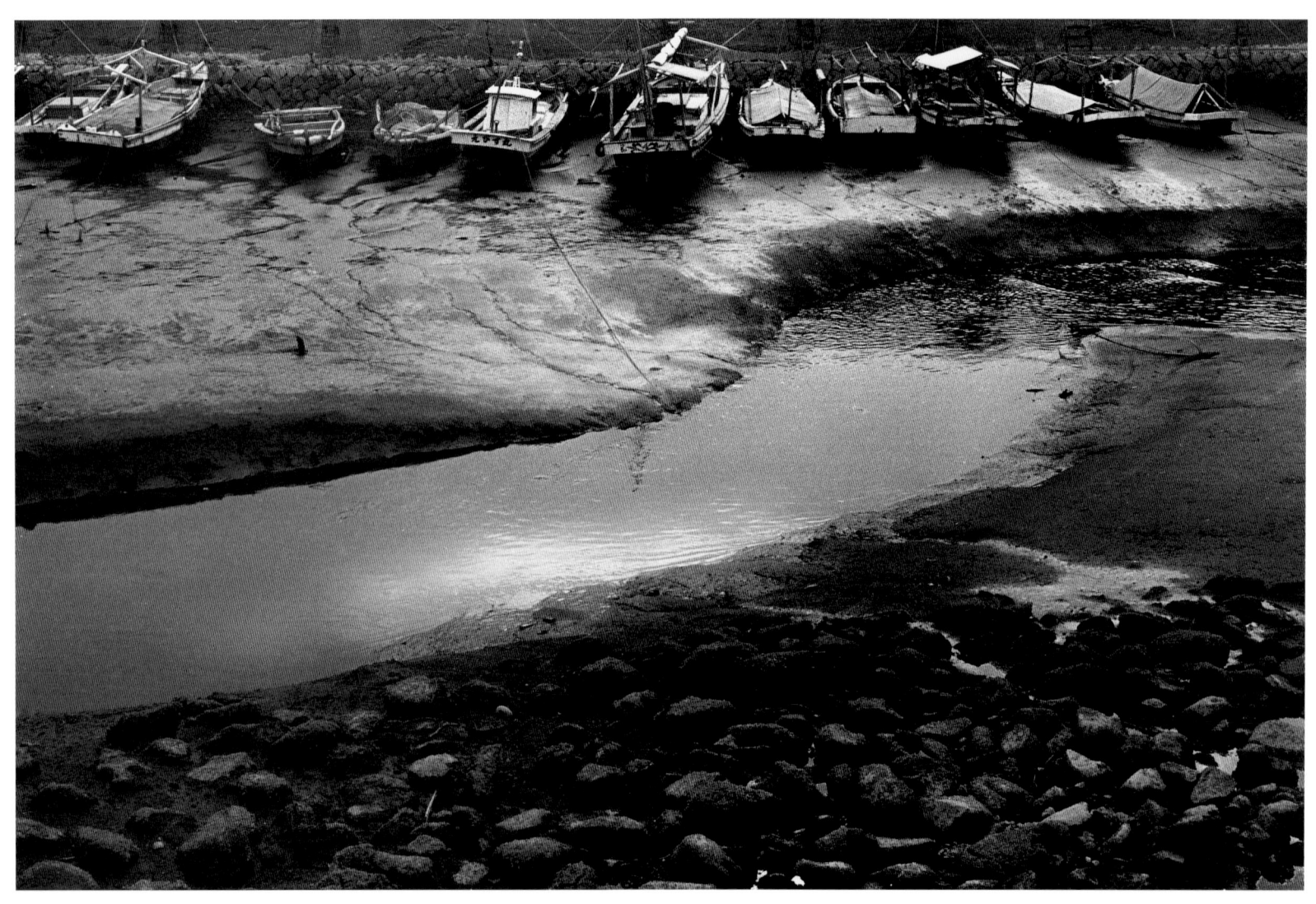

水俣湾の百間排水口。会社が流した水銀排水を含む雑多な悪水で、生き物が死んだ。ここに船を泊めておくと船底付着のカキやフジツボがボロボロと落ちる。付着物を焼き落とす手間をはぶくため遠方からも船を泊めに来たという　　　＜1976年＞

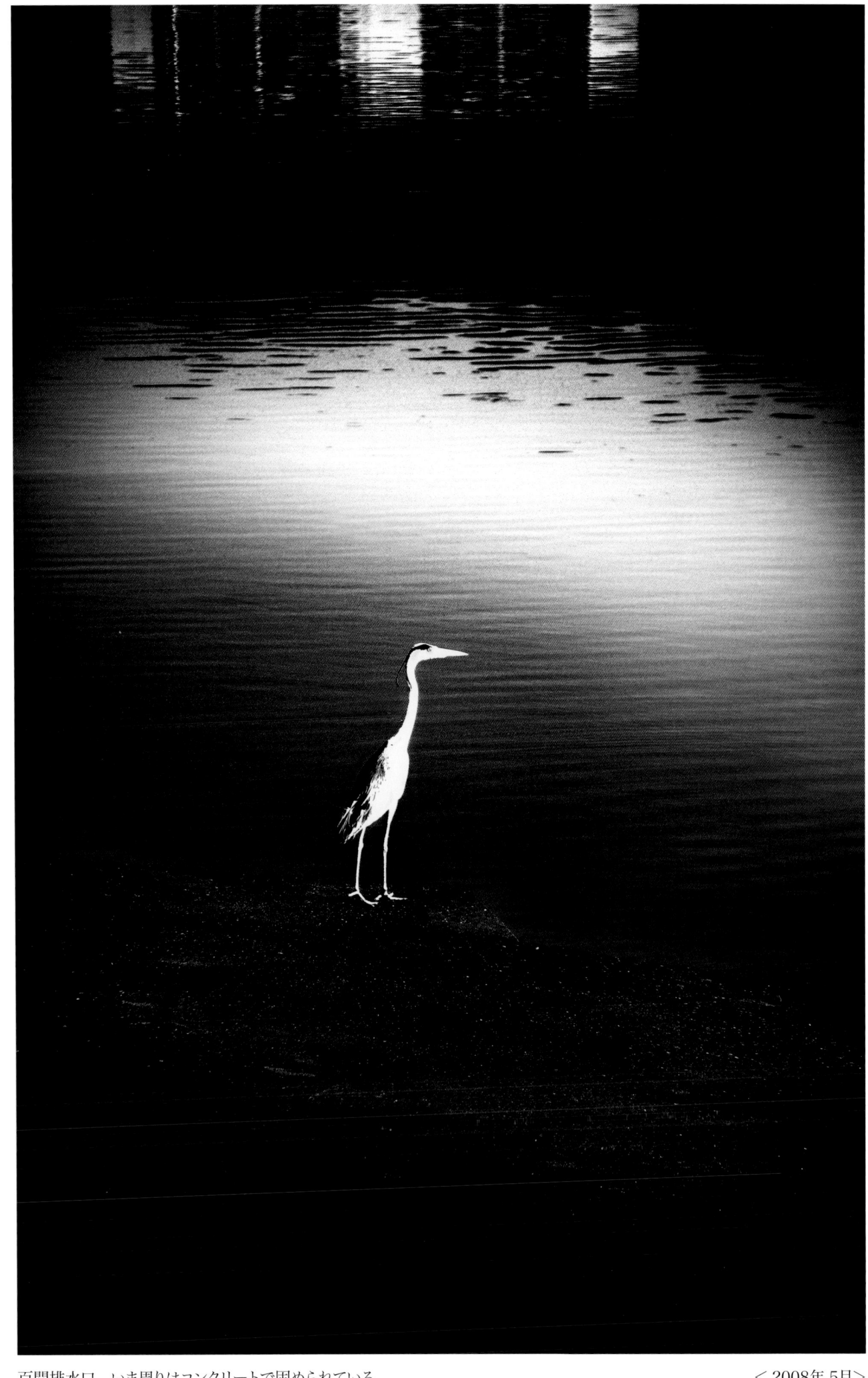

百間排水口　いま周りはコンクリートで固められている　　　　　　　　　　　　　　　　　　　　　　　　＜2008年5月＞

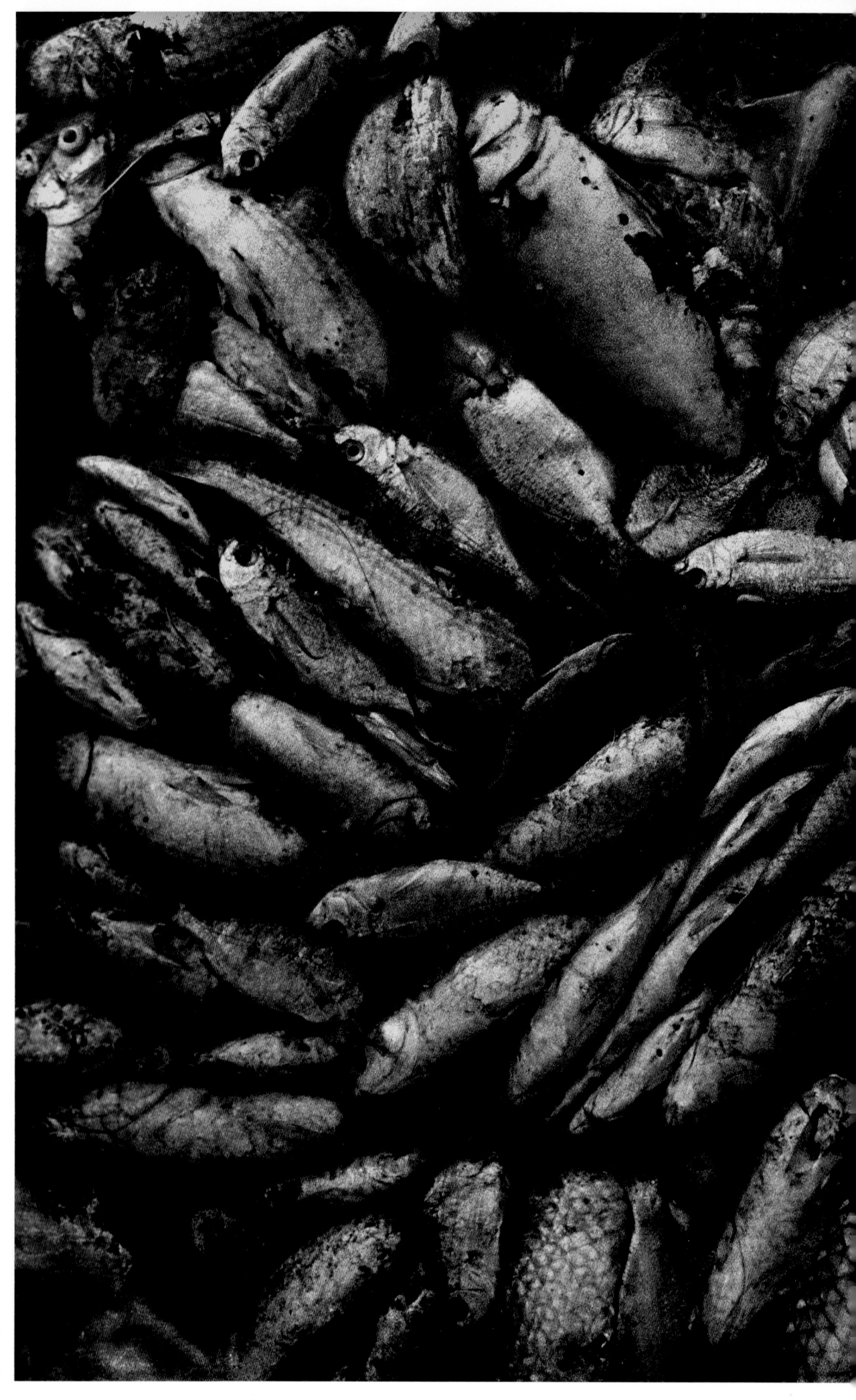

水俣湾内4か所の定置網から捕獲した
水銀汚染漁を廃棄タンクに捨てる
　　　　　　　＜1976年＞

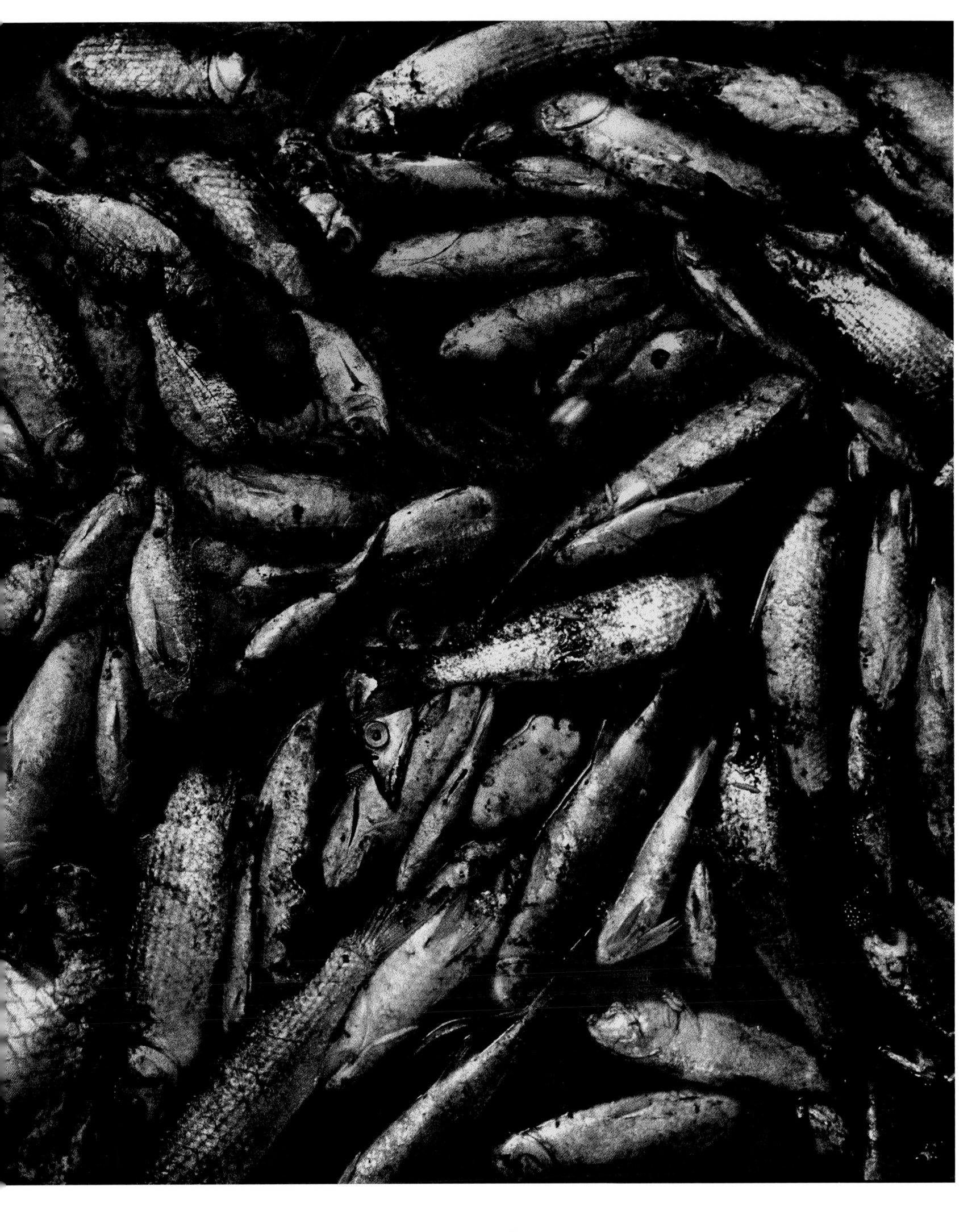

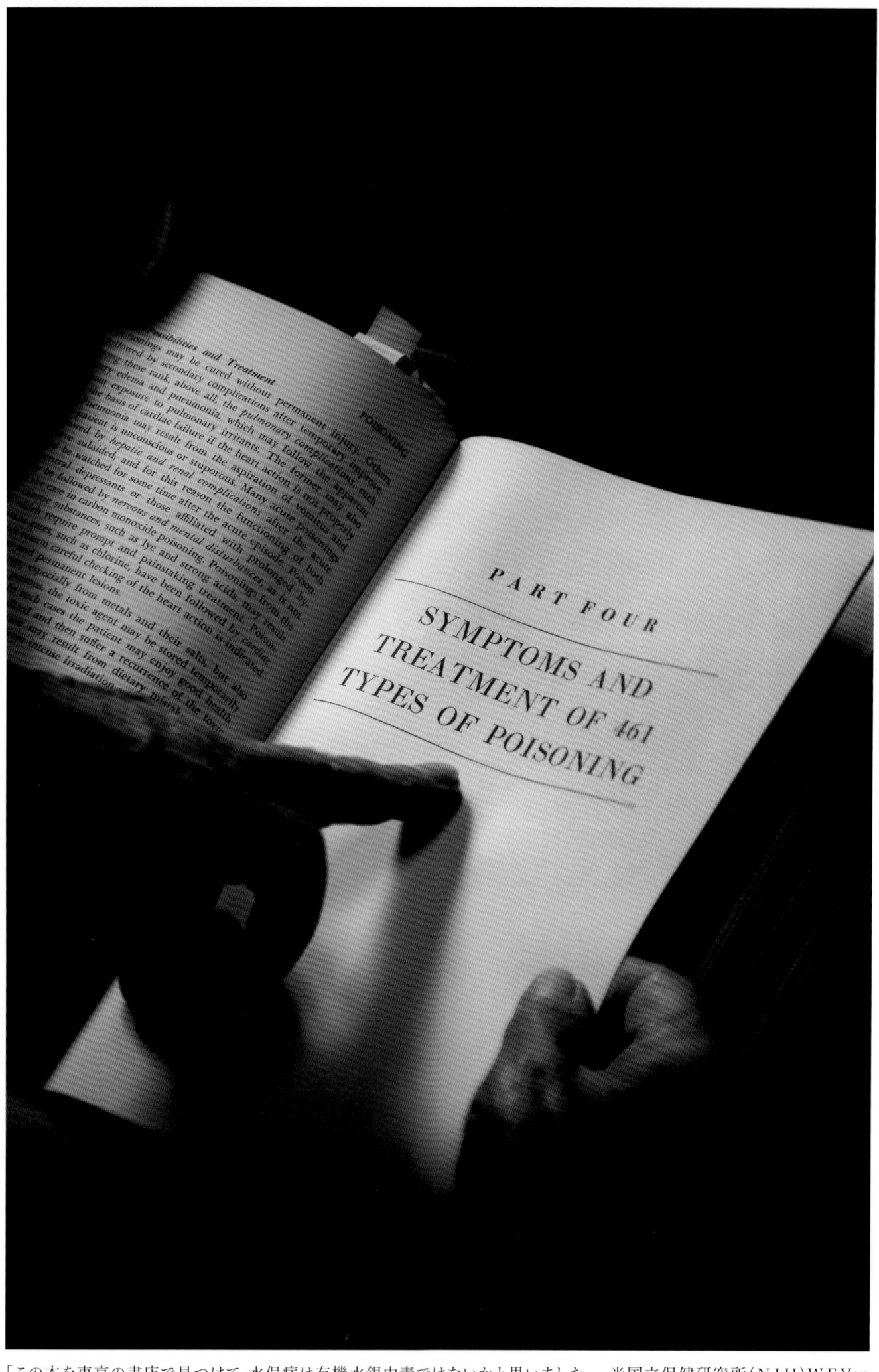

「この本を東京の書店で見つけて、水俣病は有機水銀中毒ではないかと思いました」　米国立保健研究所（ＮＩＨ）W.F.Von Oettingen 著の『POISONING』1952 と徳臣晴比古熊本大医学部名誉教授。自宅で　　＜2009年4月＞

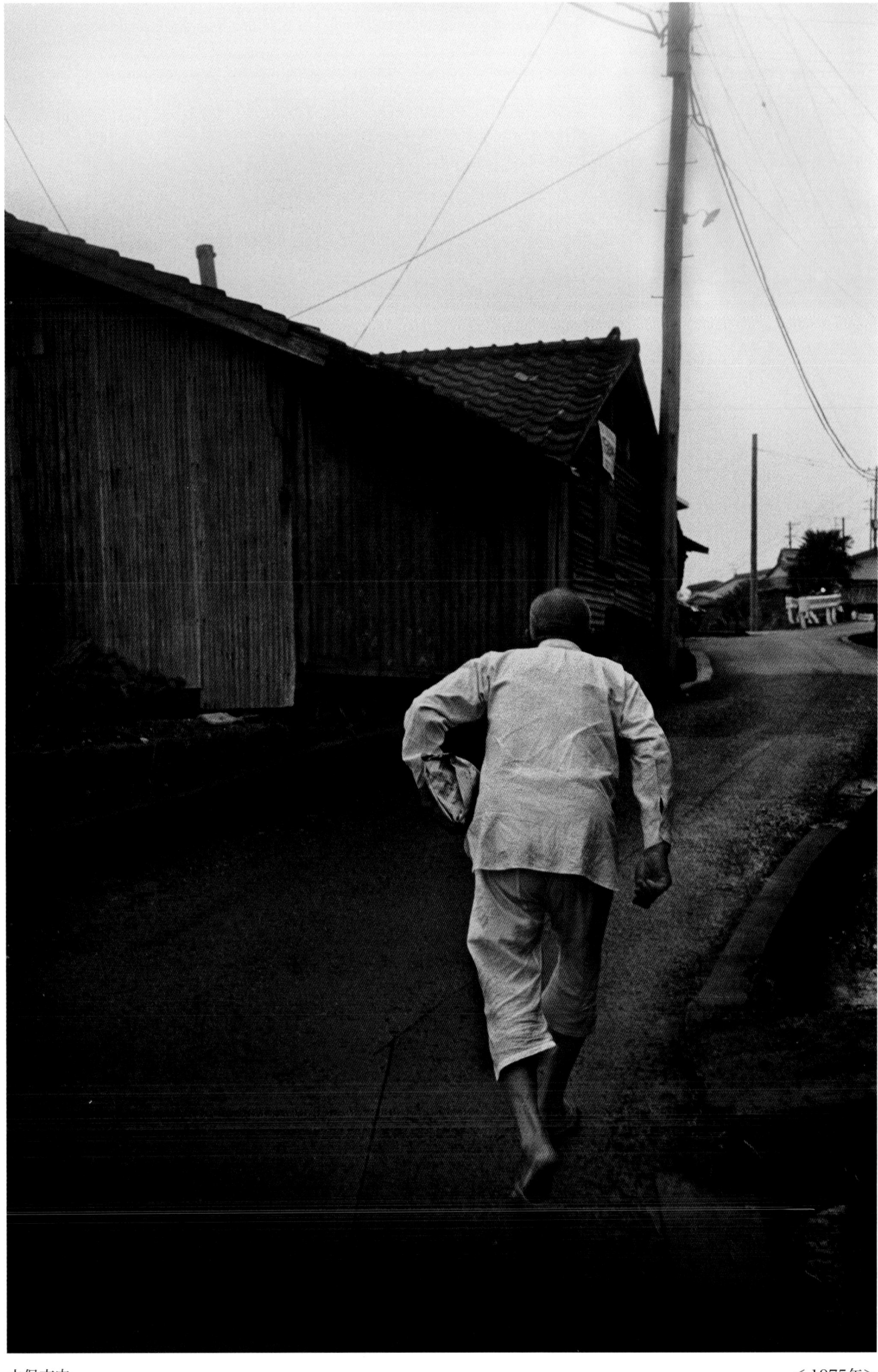

水俣市内 ＜1975年＞

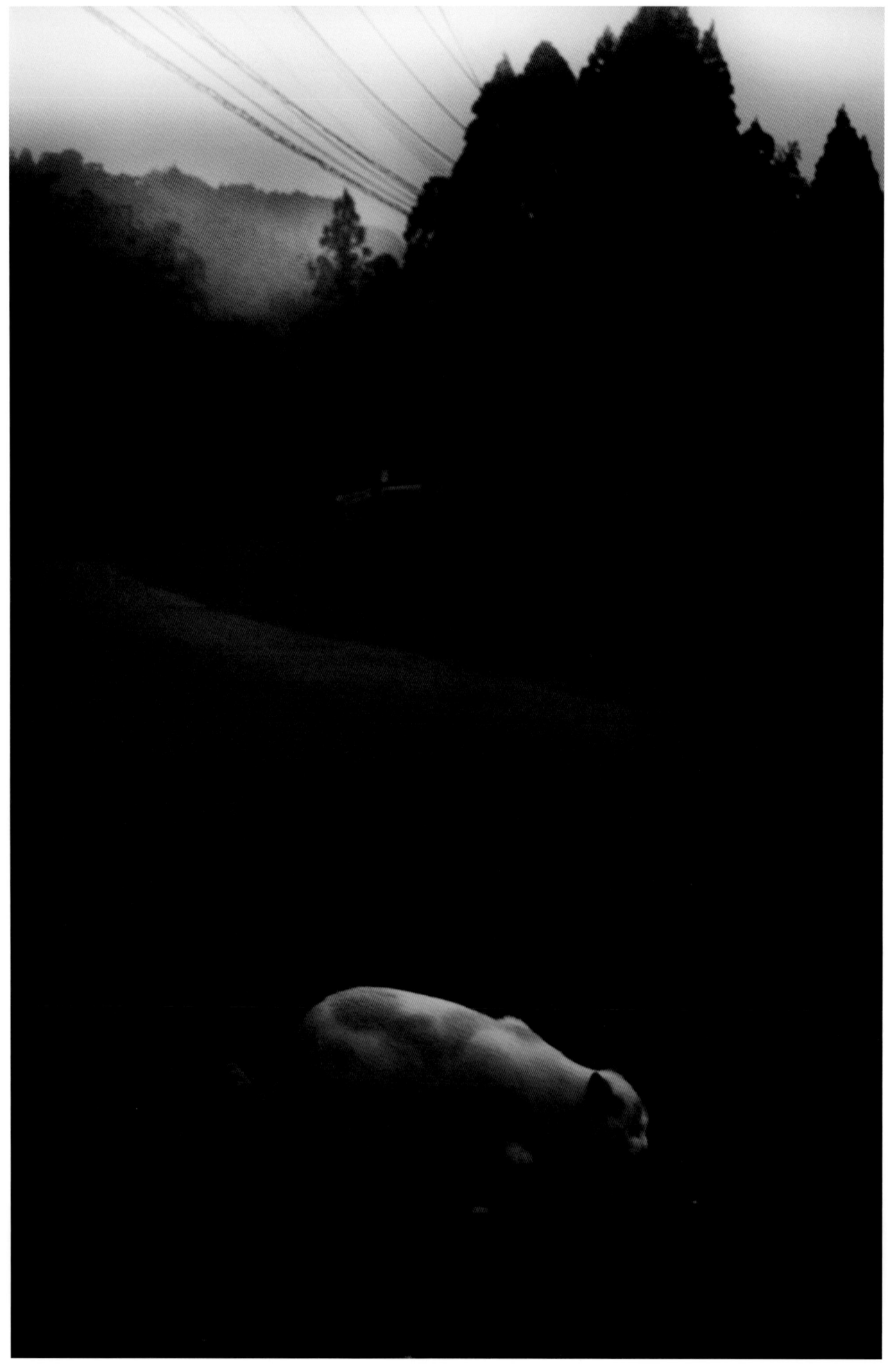

水俣市内 〈2011年11月〉

受難者たち

　戦争から帰ってまもなく結婚した。夫婦二人で静かに暮らそうと考えていた。会社へ行き、夕方には帰ってくる。

　酒の肴を取るために小さな船を出す。それを肴に焼酎を飲み、ご機嫌になりその日会社であった出来事を話す。そのうち子どももできた。「これでよかばい」女房と子どもそして豊かな海、そんな生活で充分だと思っていた。

　ある朝、しゃべることも箸を持つことも出来なくなった。そして口の端から長いヨダレが流れた。

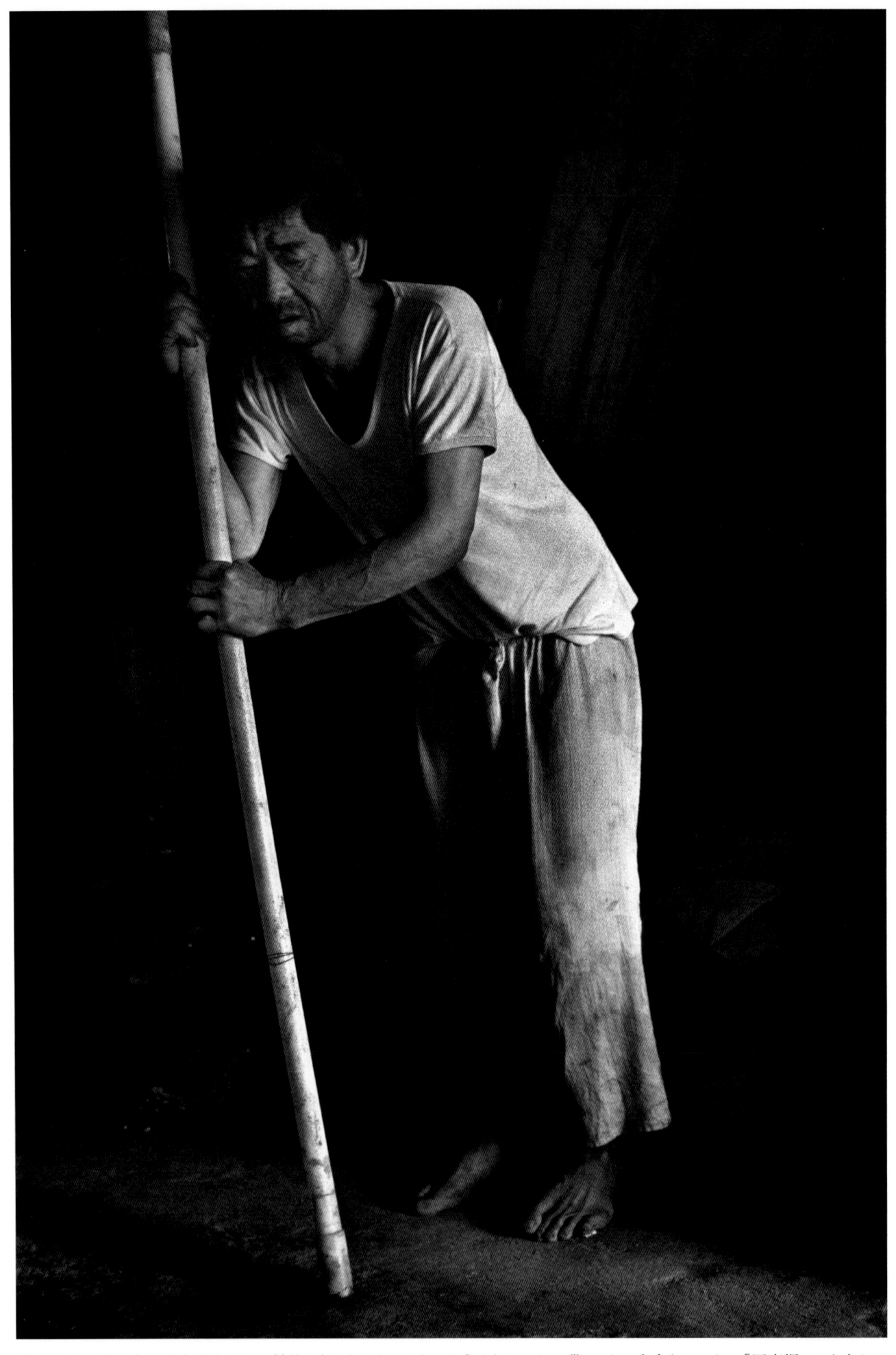

時吉正人　鹿児島県出水市生まれ。杖代わりになるものがないと歩けなかった。喋ることは出来なかった。「写真撮っても良かですか？」と聞くとうなずいた。昭和37〜38年頭が痛くて仕事にならず、41年ごろ痙攣の後、正気を失ったという。1978年7月未認定で死亡

＜1977年＞

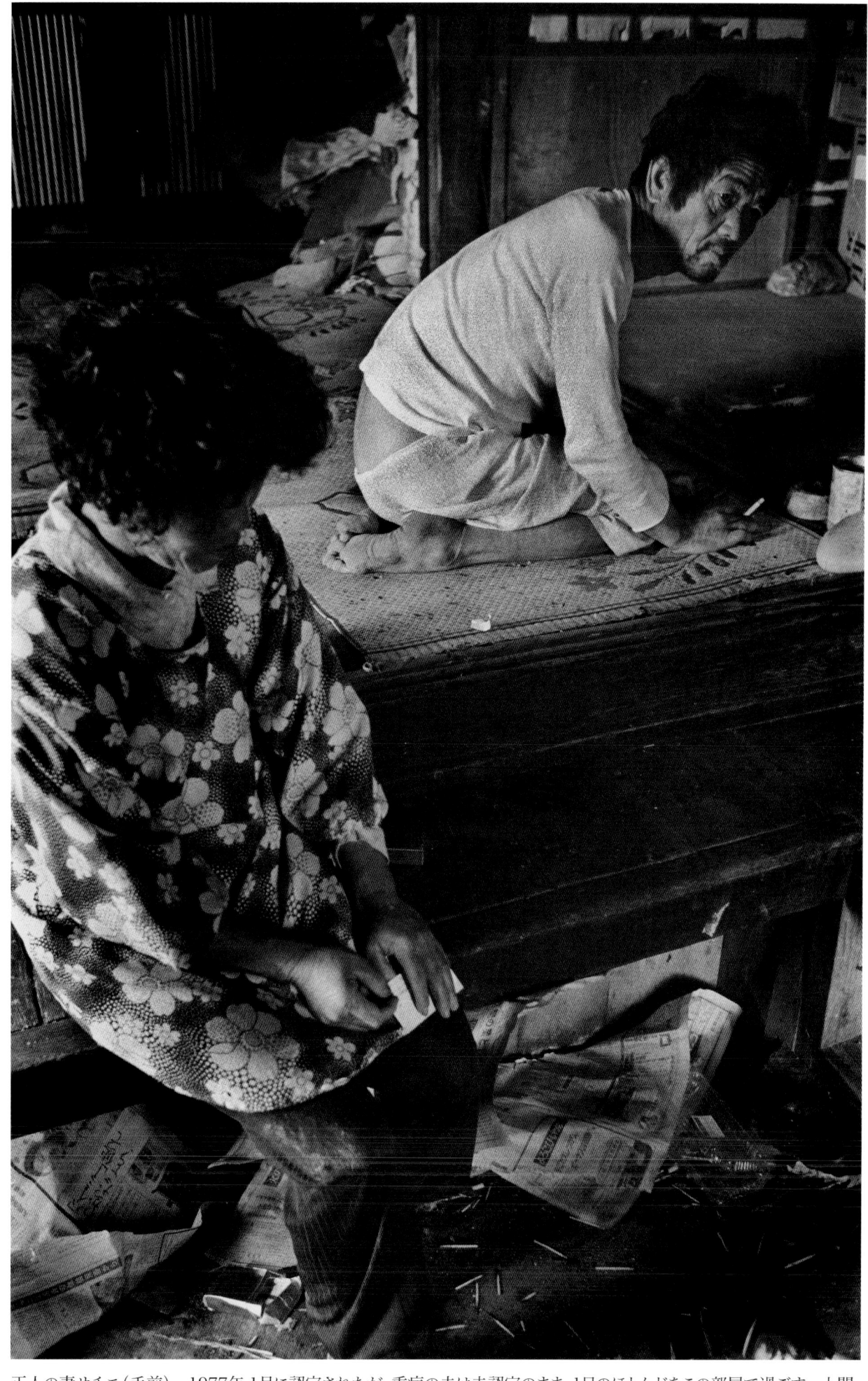

正人の妻サチエ（手前）　1977年1月に認定されたが、重症の夫は未認定のまま、1日のほとんどをこの部屋で過ごす。土間には煙草の吸い殻とマッチかすがたくさん落ちていた。自宅で　　　　　　　　　　　　　　　　＜1976年＞

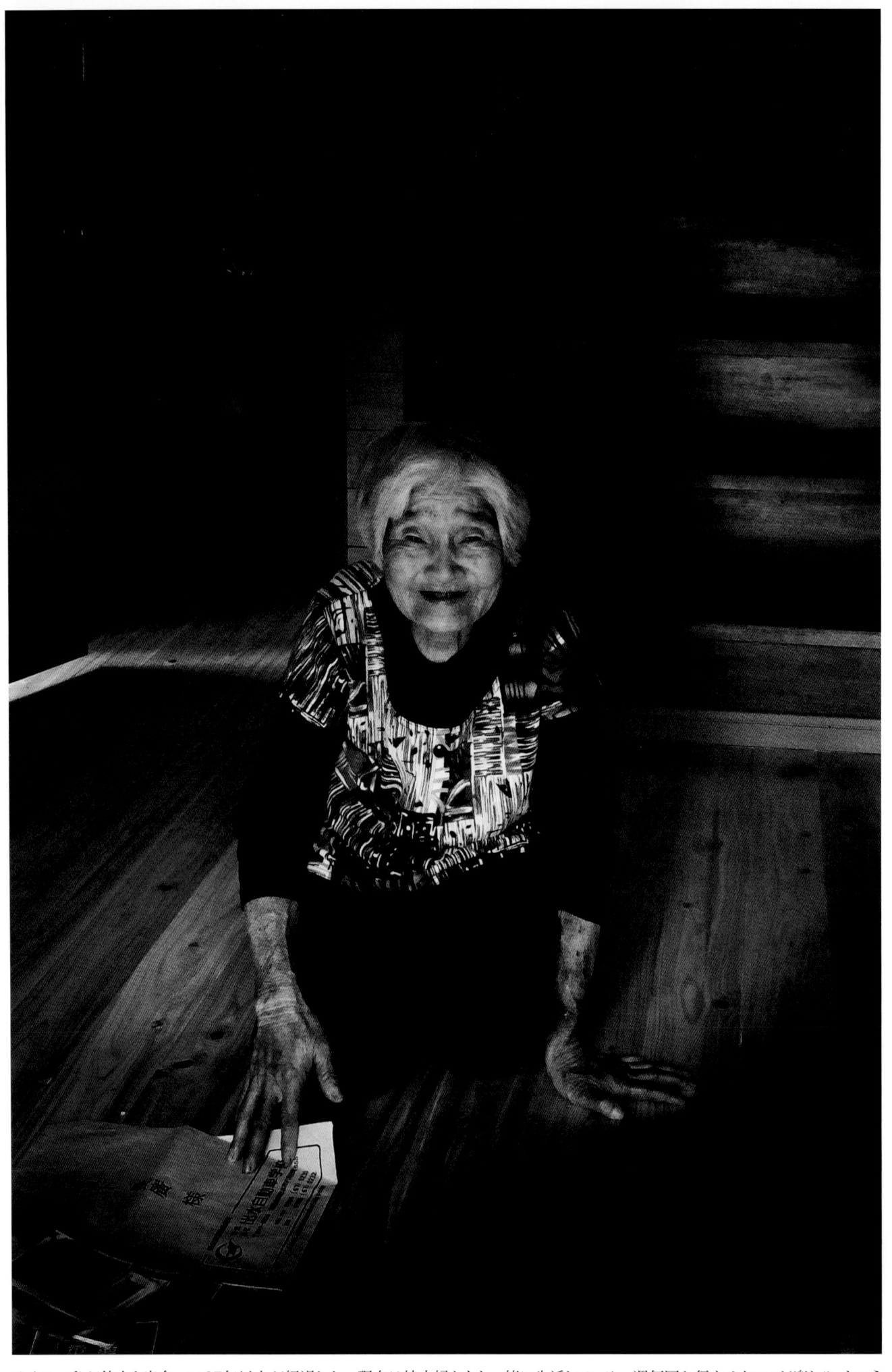

サチエ　私が彼女と出会って37年以上が経過した。現在は娘夫婦たちと一緒に生活している。週何回か行くパチンコが楽しみ、という
＜2012年7月＞

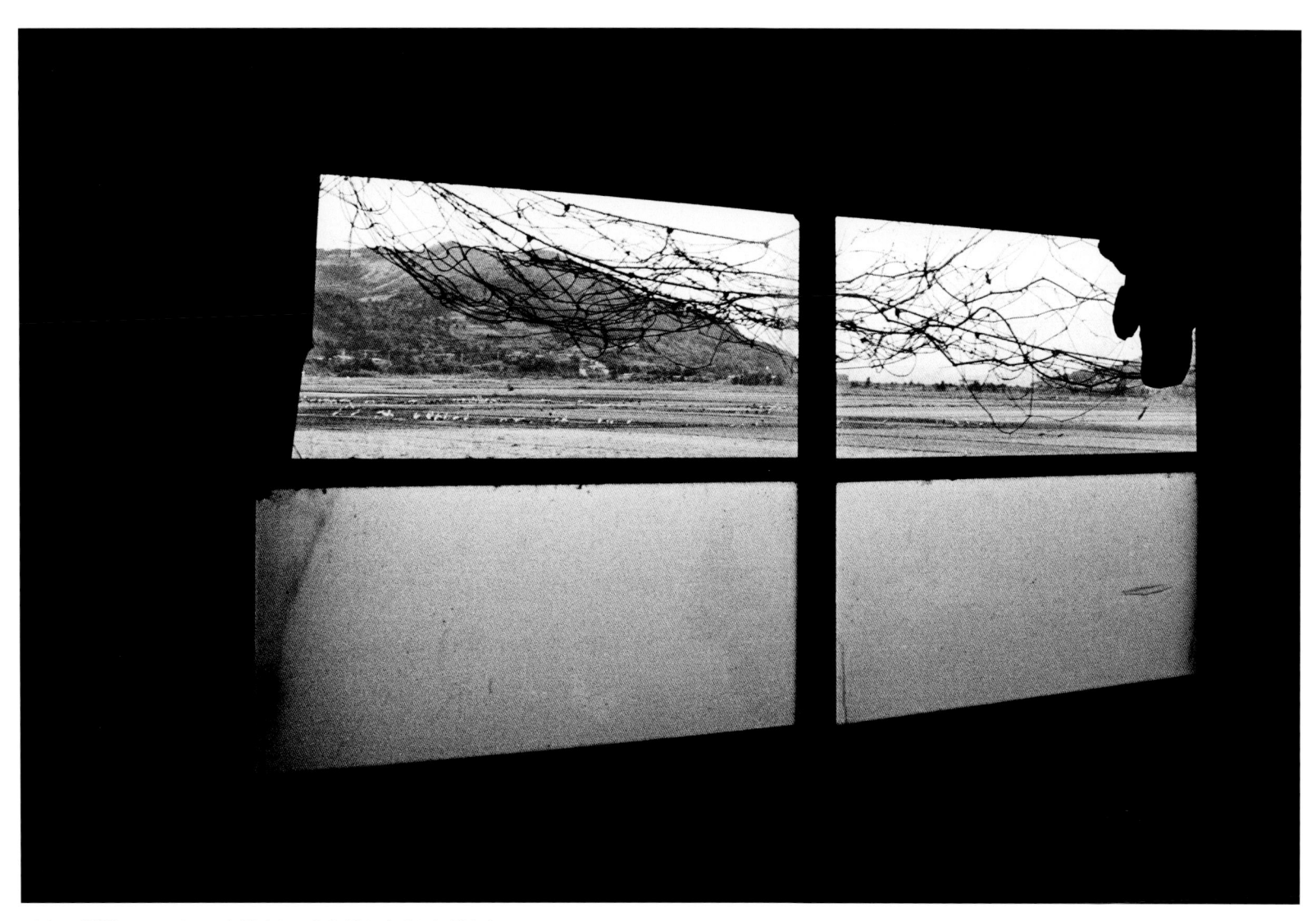

正人の部屋　シベリアから飛来してきた鶴がたくさん見えた　　　　　　　　　　　　　　　　　　　　　　　　　　　＜1976年＞

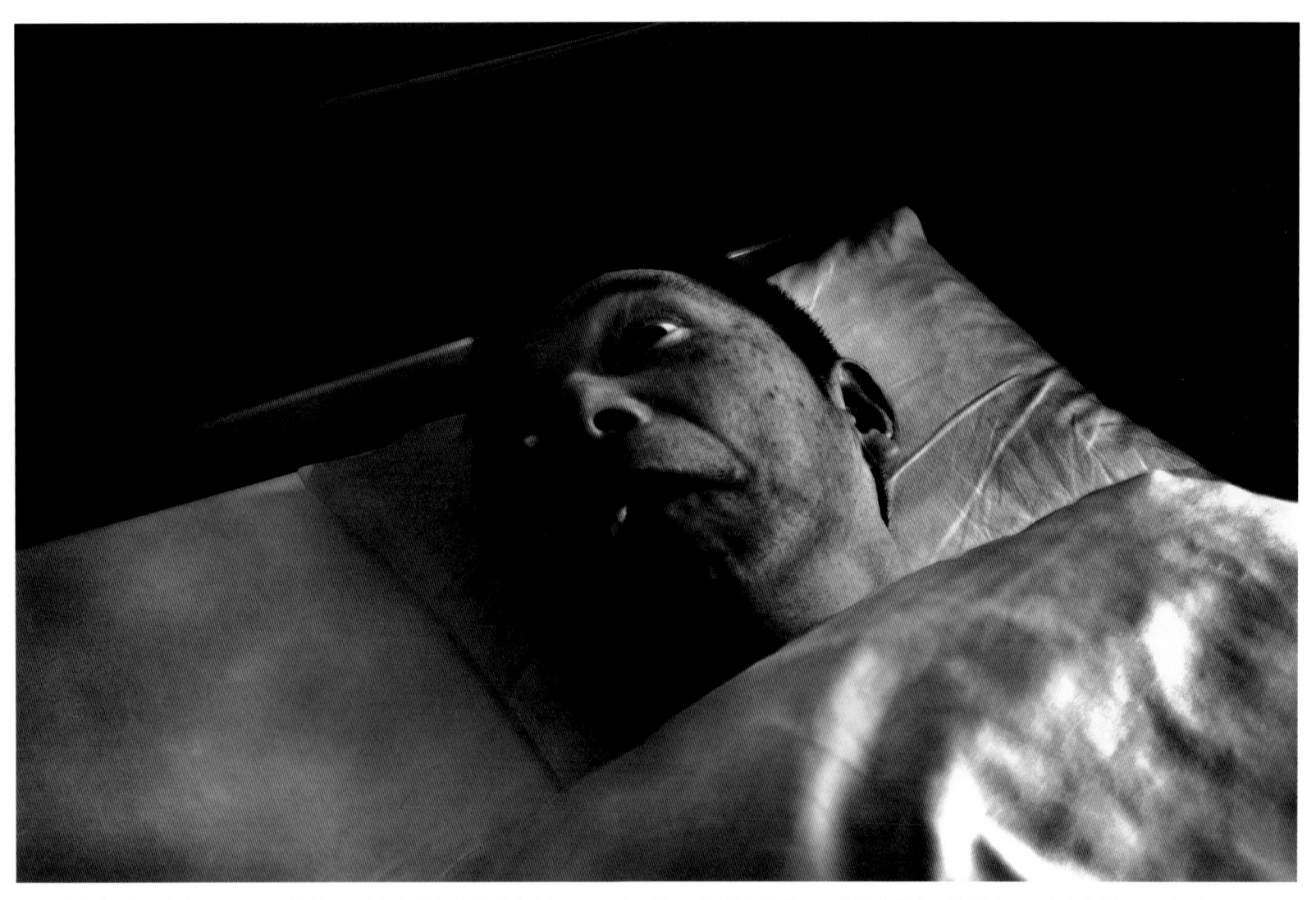

小児性患者 松田富次　1949年（昭和24年）水俣市袋湯堂生まれ。ラジオで楽しむ野球と相撲では監督や親方の論評まで出す少年だった。巨人の大ファンで私が阪神ファンだというと、にやりと笑った。明水園で
＜2008年12月＞

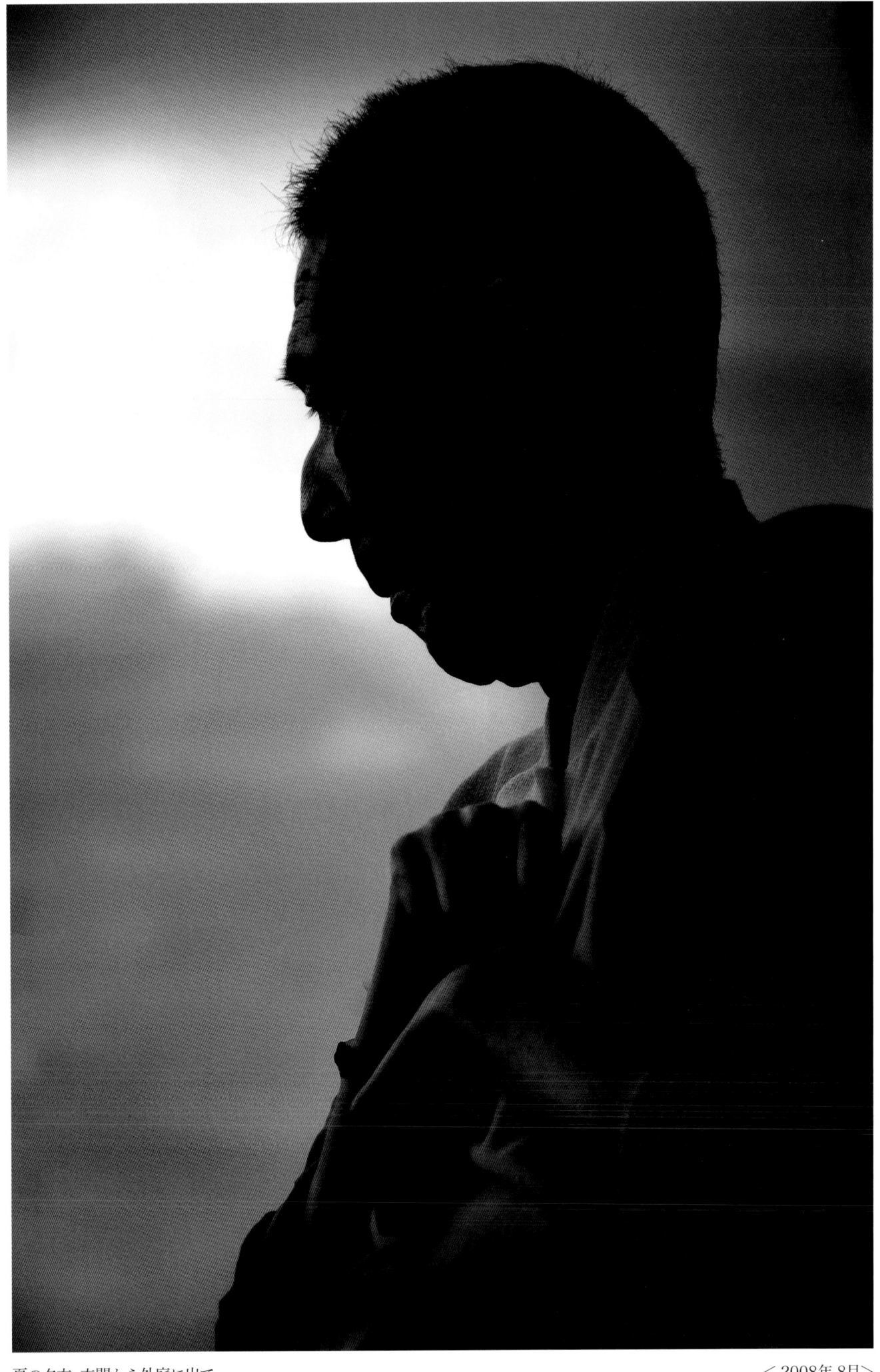

夏の夕方、玄関から外庭に出て <2008年8月>

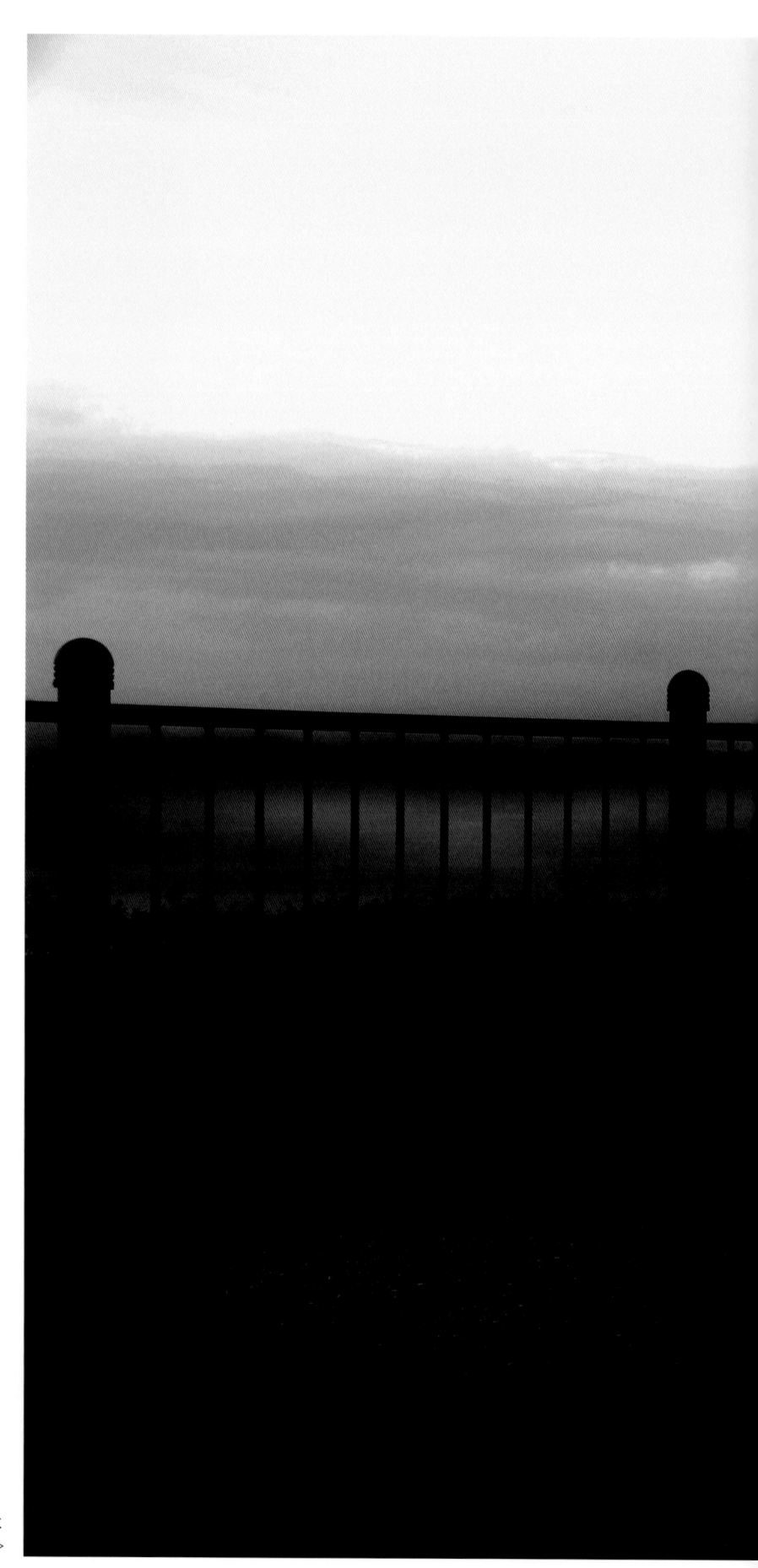

視力ゼロの富次は不知火海を見つめているようだった
＜2008年8月＞

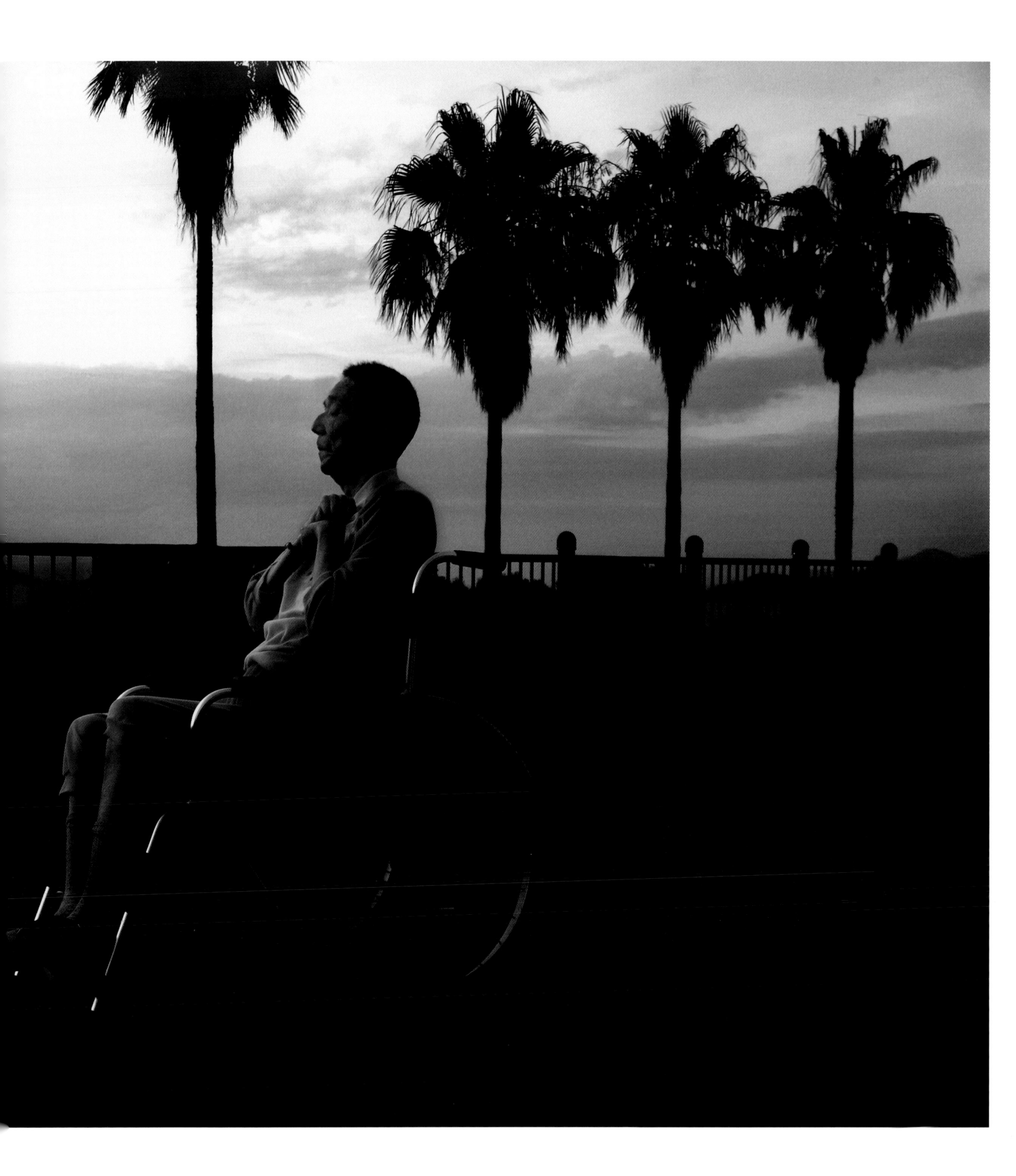

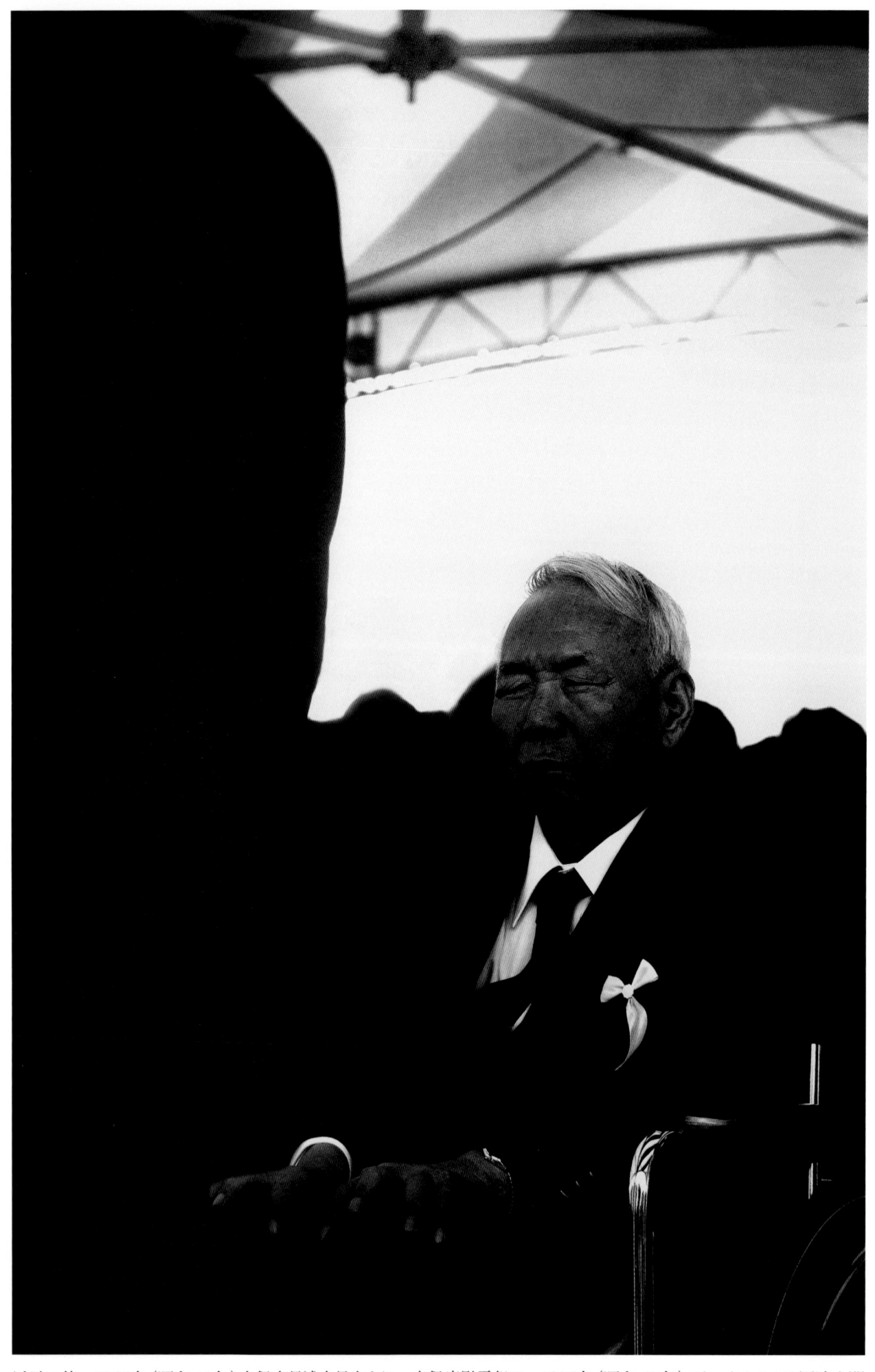

浜元二徳　1936年（昭和11年）水俣市月浦出月生まれ。水俣病慰霊祭で。1972年（昭和47年）ストックホルムの国連人間環境会議人民広場で水俣病をアピール（患者初の海外行動）。1982年(昭和57年)ケニアのナイロビで開かれた国連環境計画（UNEP）特別会議で「ノーモア水俣」を訴える
＜2008年5月＞

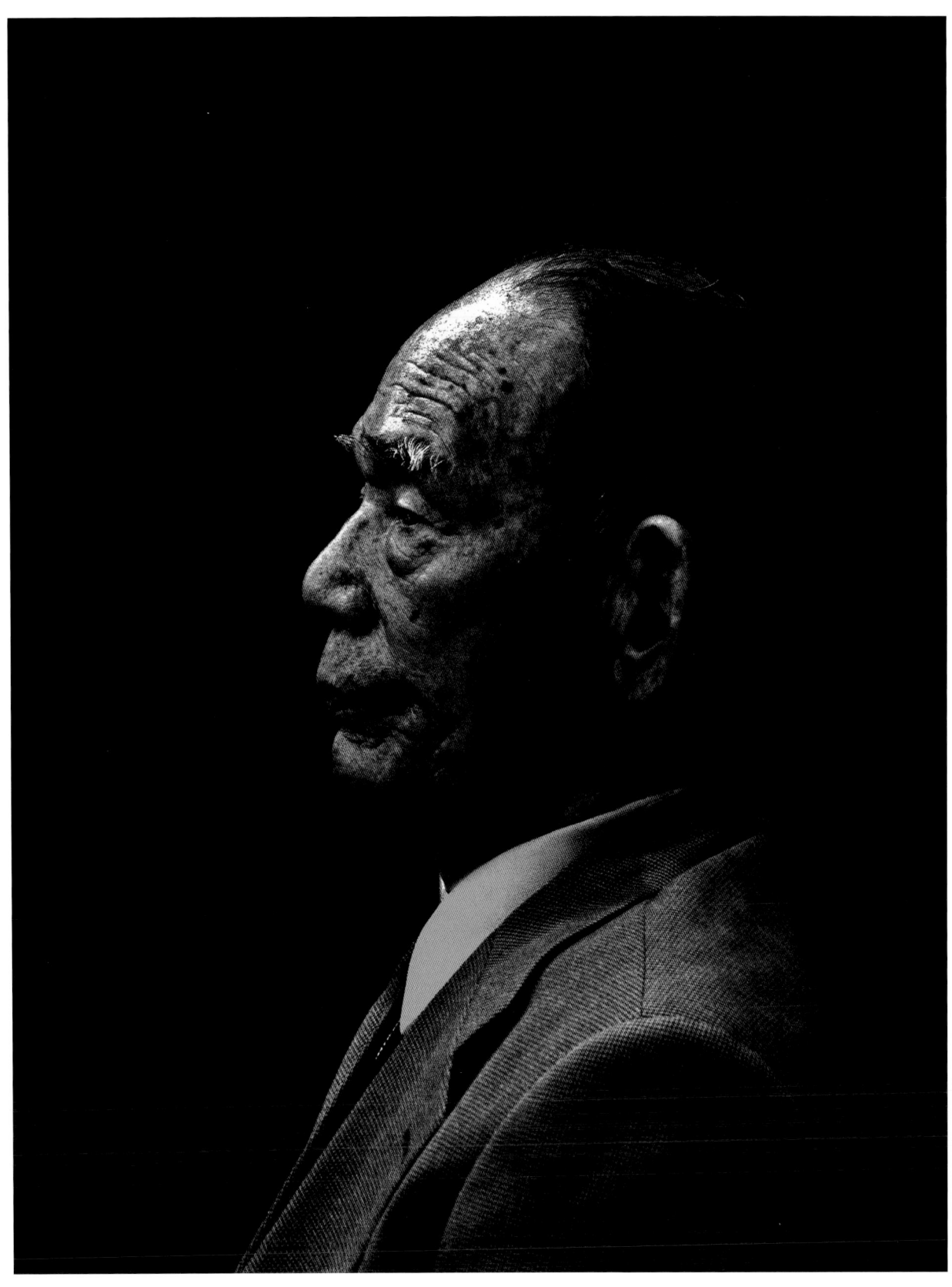

川上敏行　1924年（大正13年）水俣市梅戸町生まれ。チッソ水俣病関西訴訟原告団長。陸軍2等兵で終戦、南方戦線から水俣に帰郷。チッソ勤めの隣人の世話で会社に入るつもりだったが、身体がまだ本調子でなかったのでやめ漁師に

＜2007年10月＞

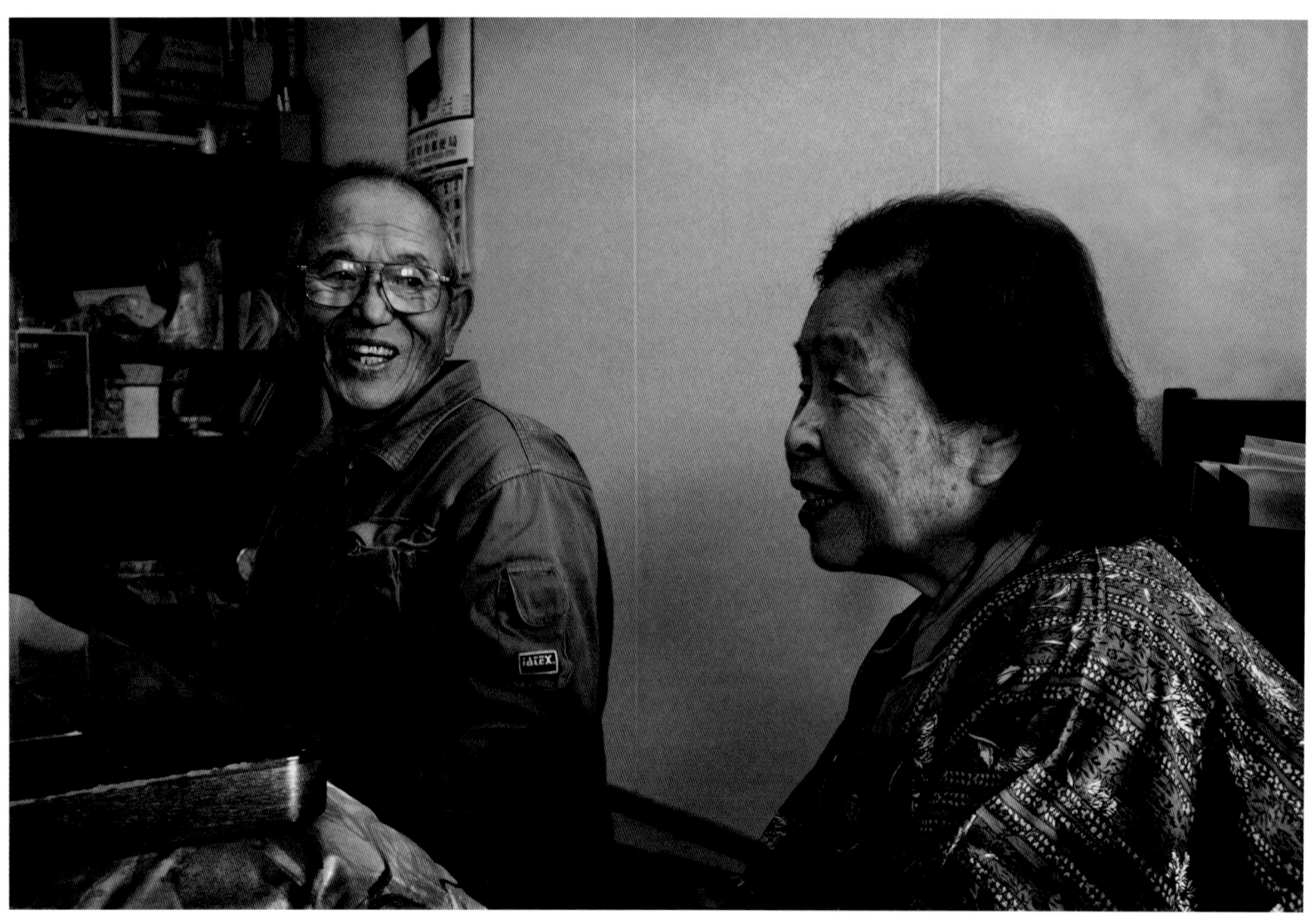

宮本巧と妻エミ子　巧は元水俣病認定申請患者協議会長でイノシシ撃ちの名人。エミ子は1933年（昭和8年）水俣市月浦坪谷生まれ、胎児性　半永一光の母だが、訳あって巧と夫婦になった。「シシ撃ちは妻の写真をふところに」という句を詠んだ知人も　水俣市袋出月の自宅で　　＜2007年11月＞

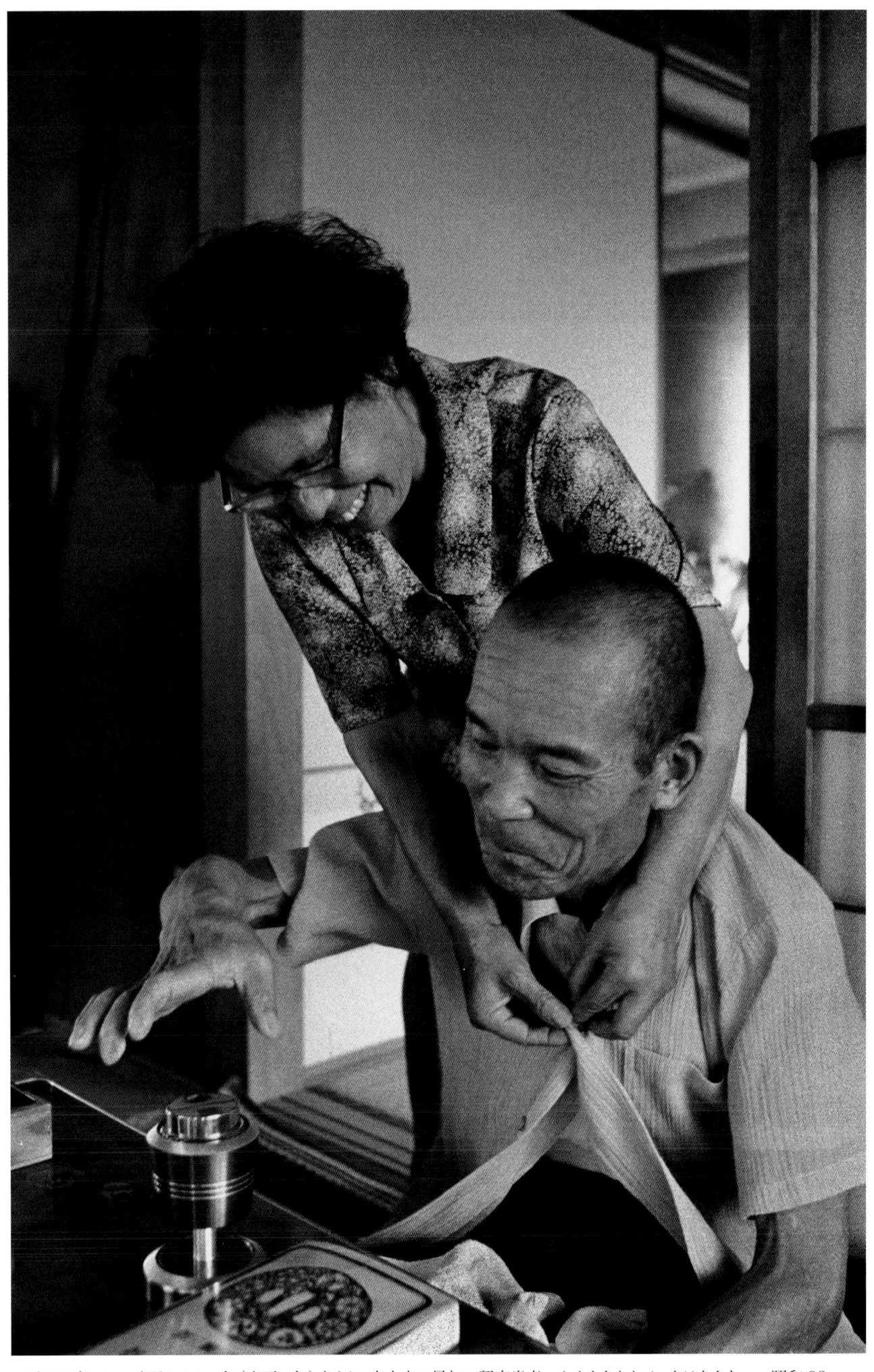

西武則と妻スミ　武則は1915年（大正4年）生まれ、出水市で最初の認定患者。かたときもタバコをはなさない。昭和32〜35年出水市漁協理事。鹿児島県出水市内の自宅で　　＜1975年＞

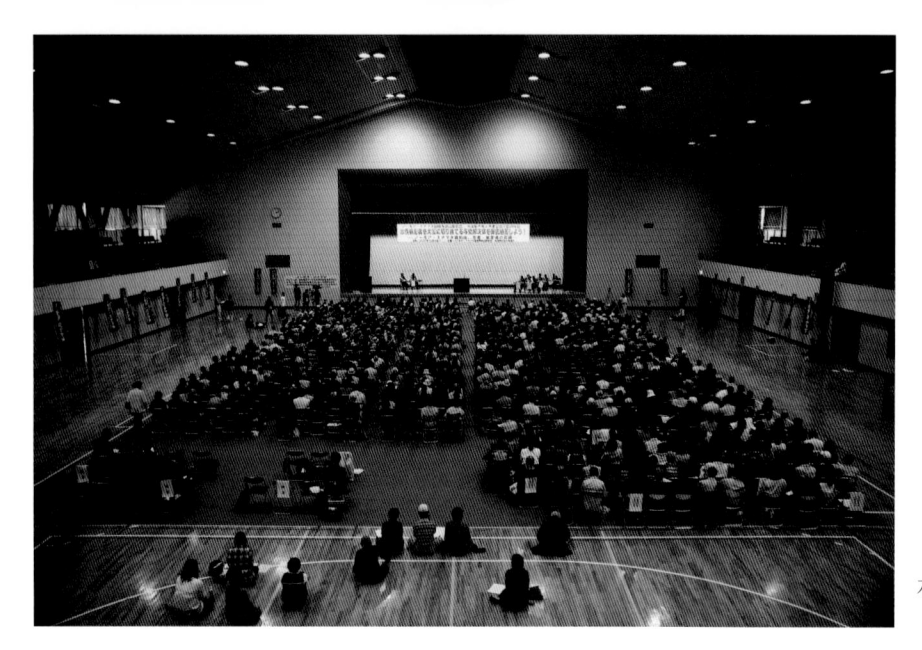

水俣病不知火患者会の集会。水俣市内
＜2007年11月＞

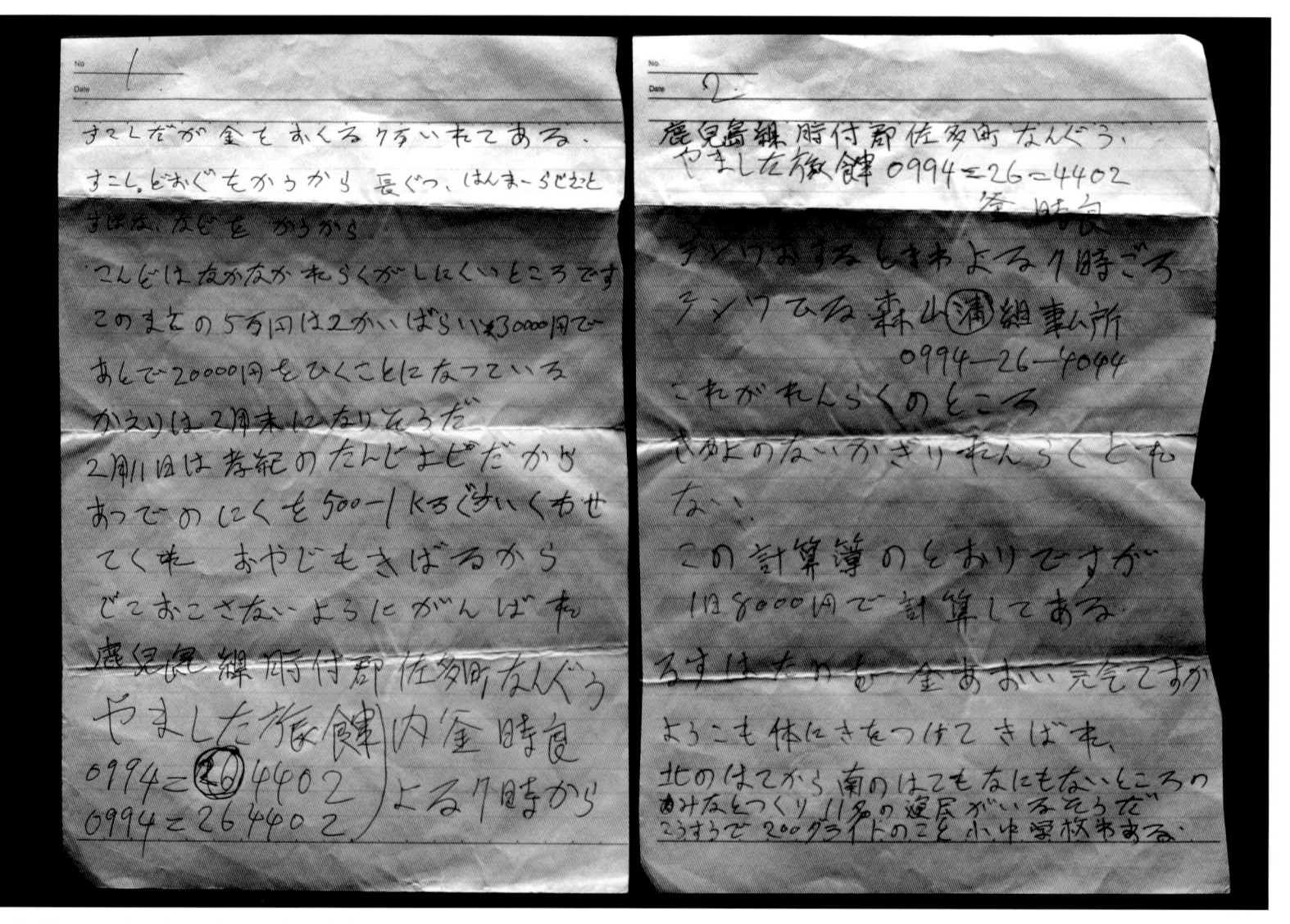

出稼ぎ先から家族へ出す手紙の下書き。「電話で済ませてしまった」のだが、なぜかこの下書きはいつまでもしまっておいた。網元の父母、本人夫婦、息子が認定患者
＜2011年11月＞

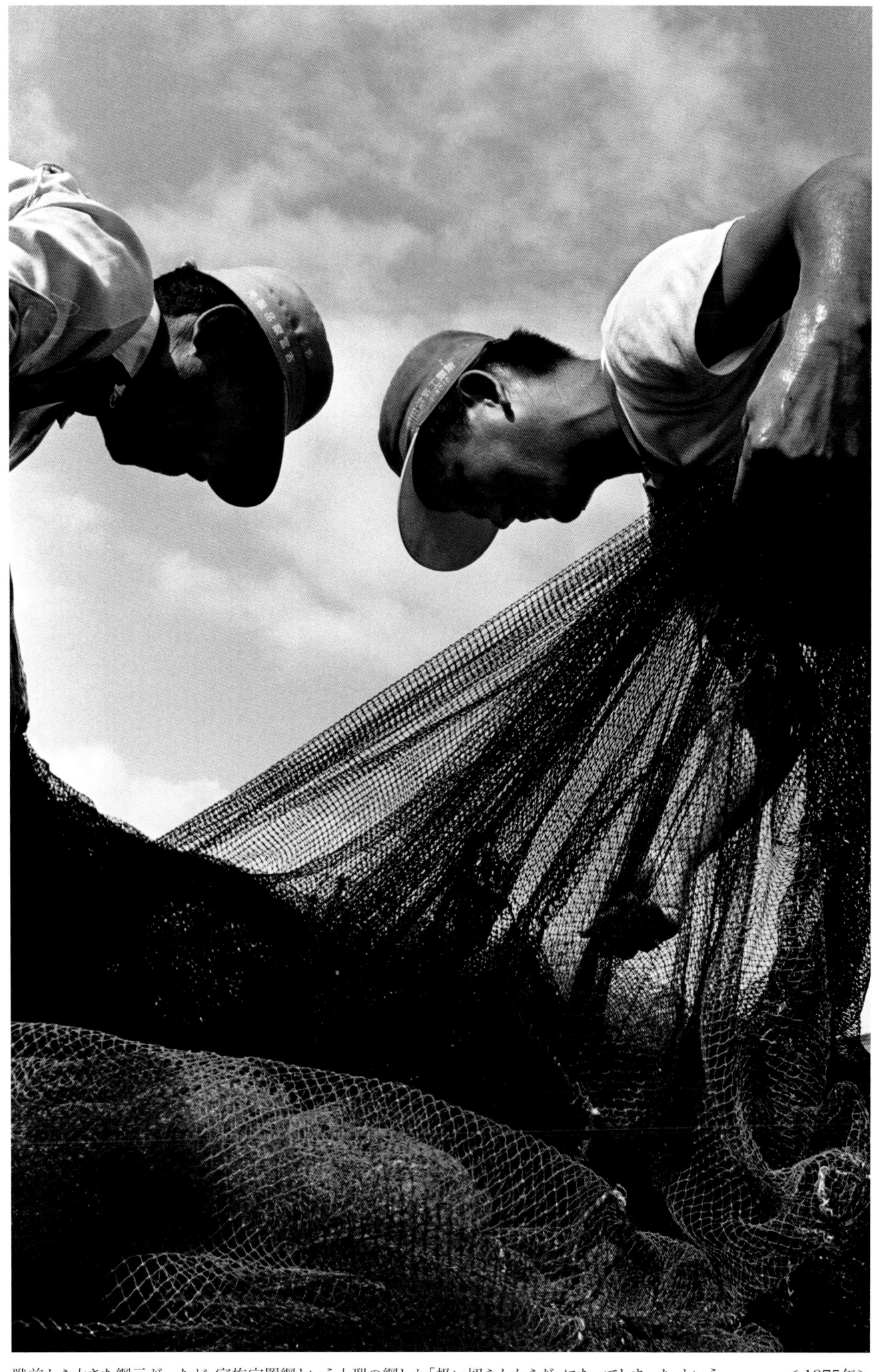

戦前から大きな網元だったが、家族定置網という小型の網しか「扱い切らんからだ」になってしまった、という　　　＜1975年＞

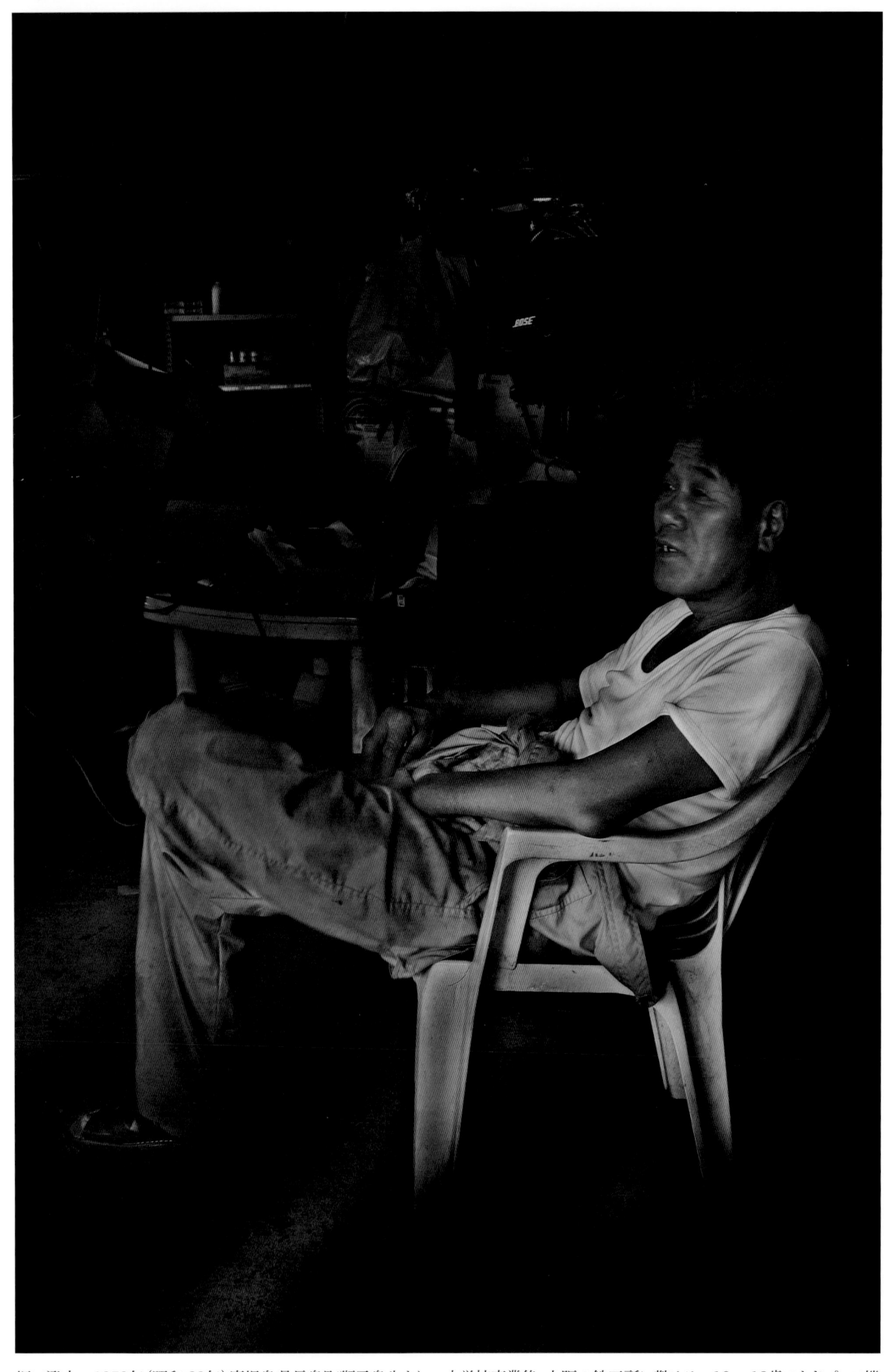

坂口澄夫　1953年（昭和28年）鹿児島県長島町獅子島生まれ。中学校卒業後、大阪の鉄工所に勤める。16〜18歳のときプレス機械に4回も手を挟まれた。痛みはさほど感じなかった。「いくら何でもお前のからだおかしいよ」といわれ、島に戻り、鉄工所を経営。手足に鉄くずがささっても痛みがない。腫れて初めてわかるという。未認定のまま2011年の救済策適用。自宅で　　＜2012年7月＞

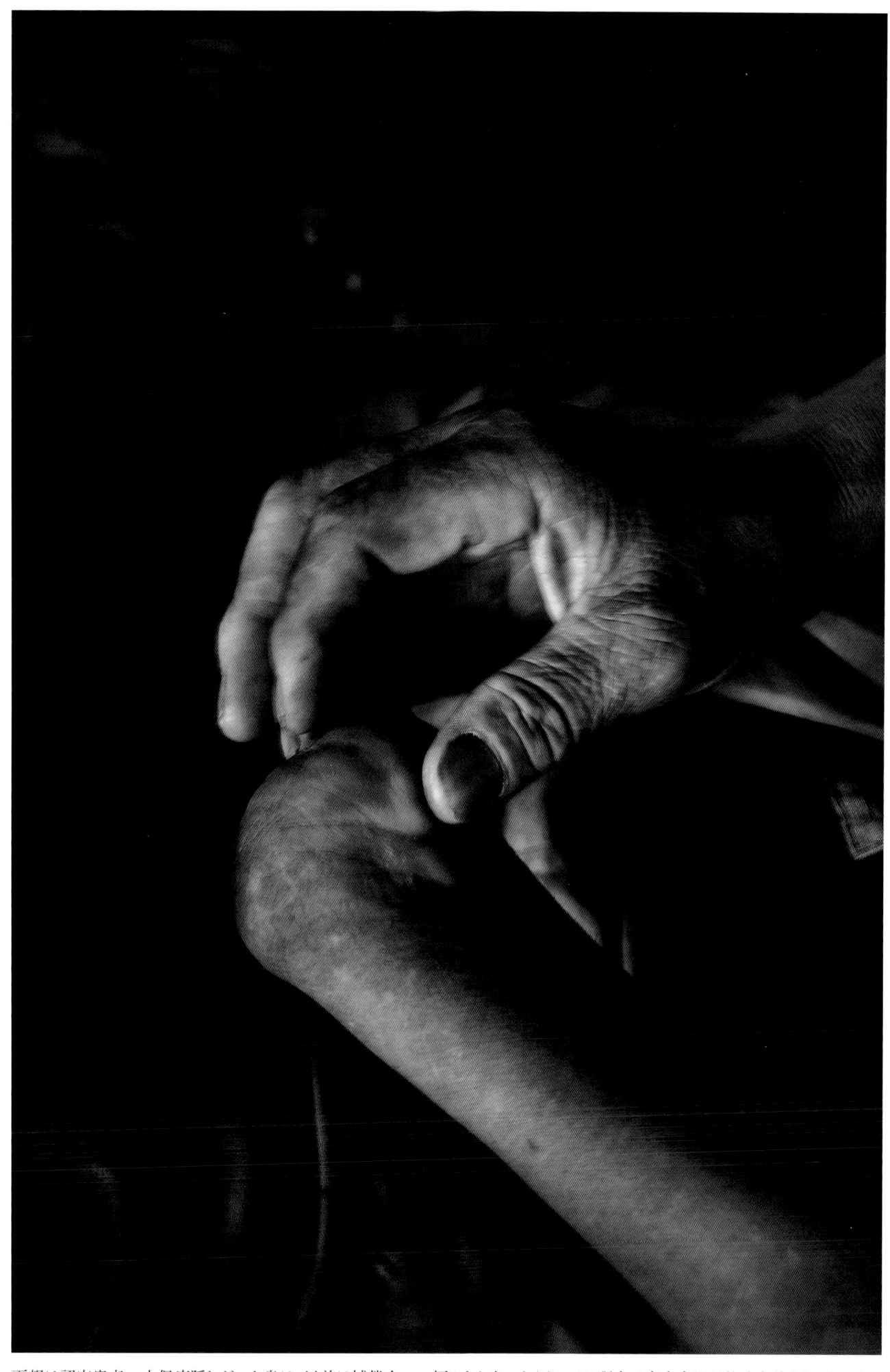

両親は認定患者。水俣病隠しだった島は、以前は補償金への妬みとかあったらしいが、現在は島中全員が救済申請をし、皮肉なことに平和な島に戻ったという 　　＜2012年7月＞

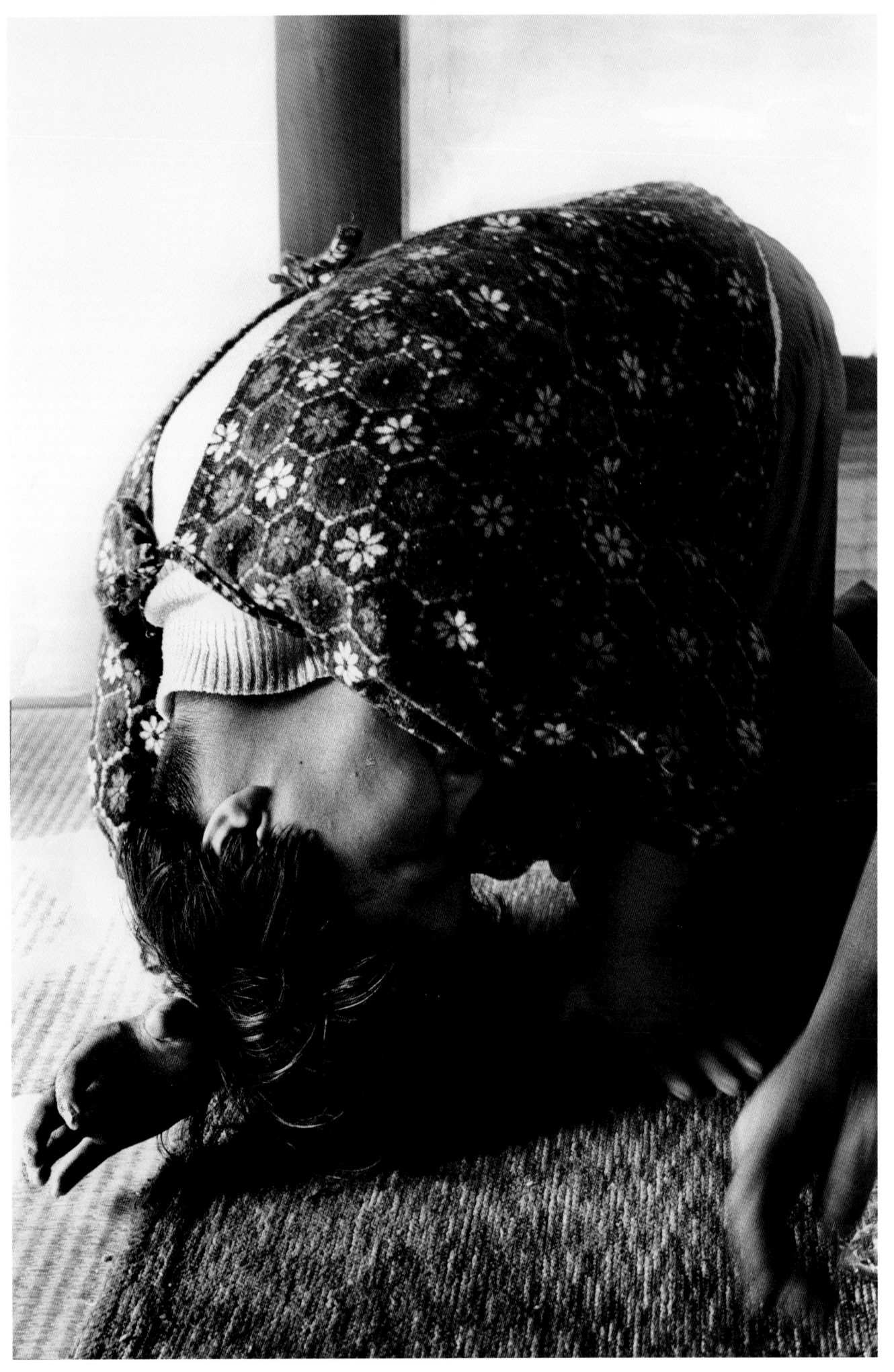

木場とし子　1959年(昭和34年)出水市米ノ津生まれ。1977年死亡。身体を動かしていることが多く時々奇声を上げる。兄の孝はジィッーと1点を見つめているように静かだった。1974年兄妹共に認定　　　　　　　　　　　　　＜1974年＞

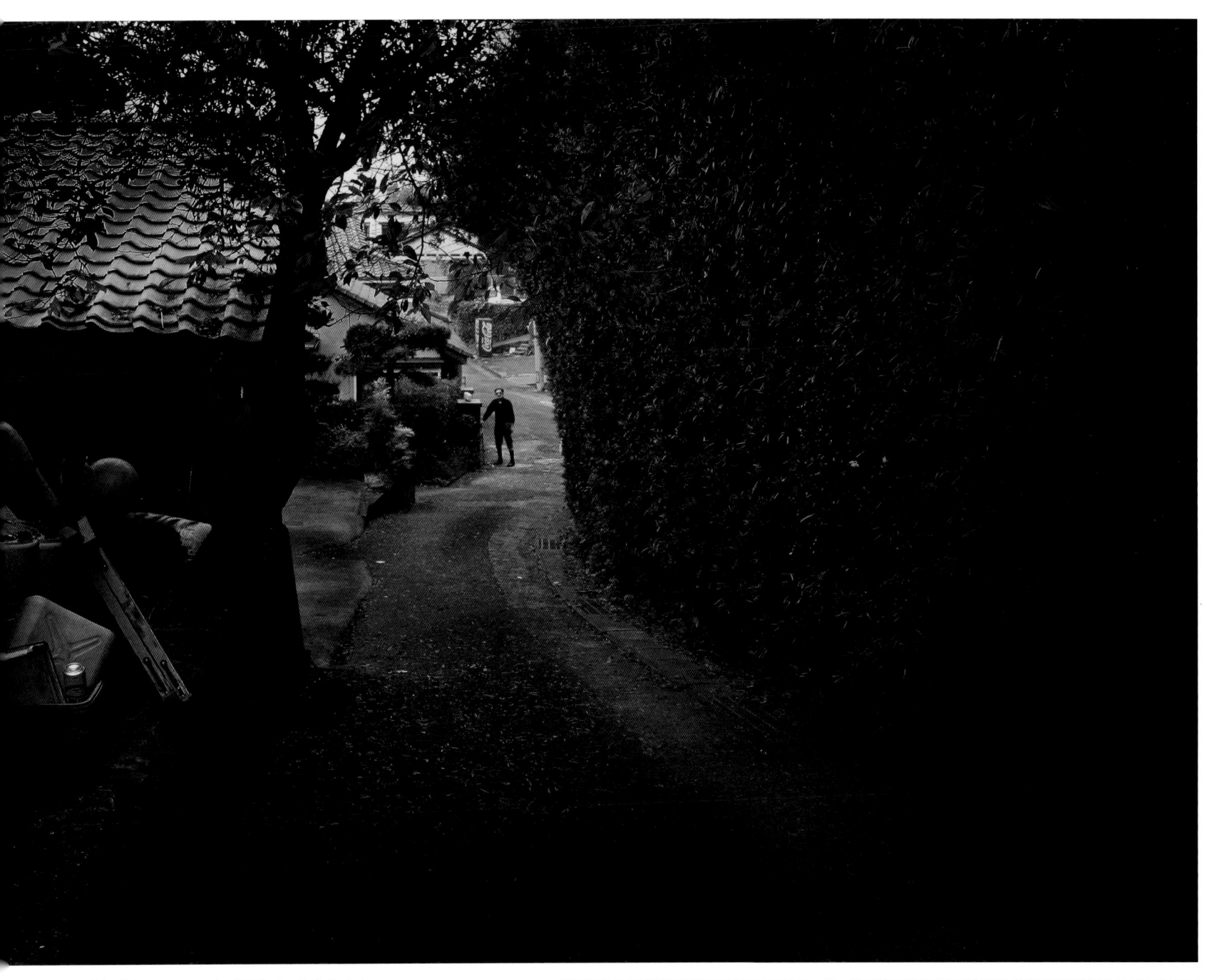

渡辺栄一　1952年（昭和27年）生まれ。
湯堂にあった若衆宿付近を案内してくれた
＜2011年11月＞

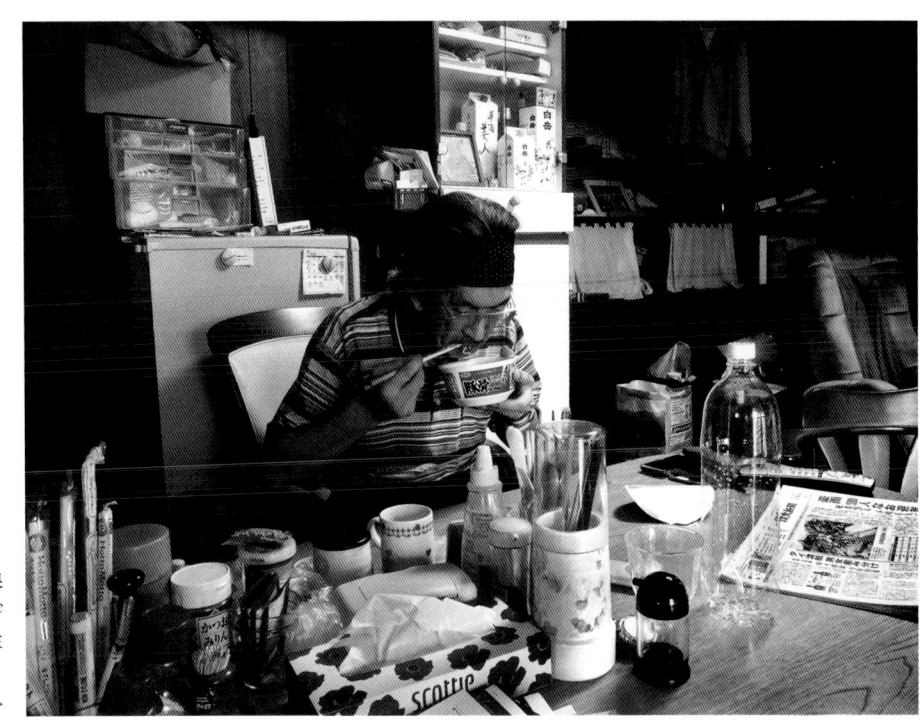

家族全員が水俣病に認定された。栄一は楽器の演奏や写真撮影が得意であった。W．ユージン・スミスのポートレートも撮っている。2010年春、弟の政秋も亡くなり現在は湯堂の自宅で1人暮らす
＜2012年7月＞

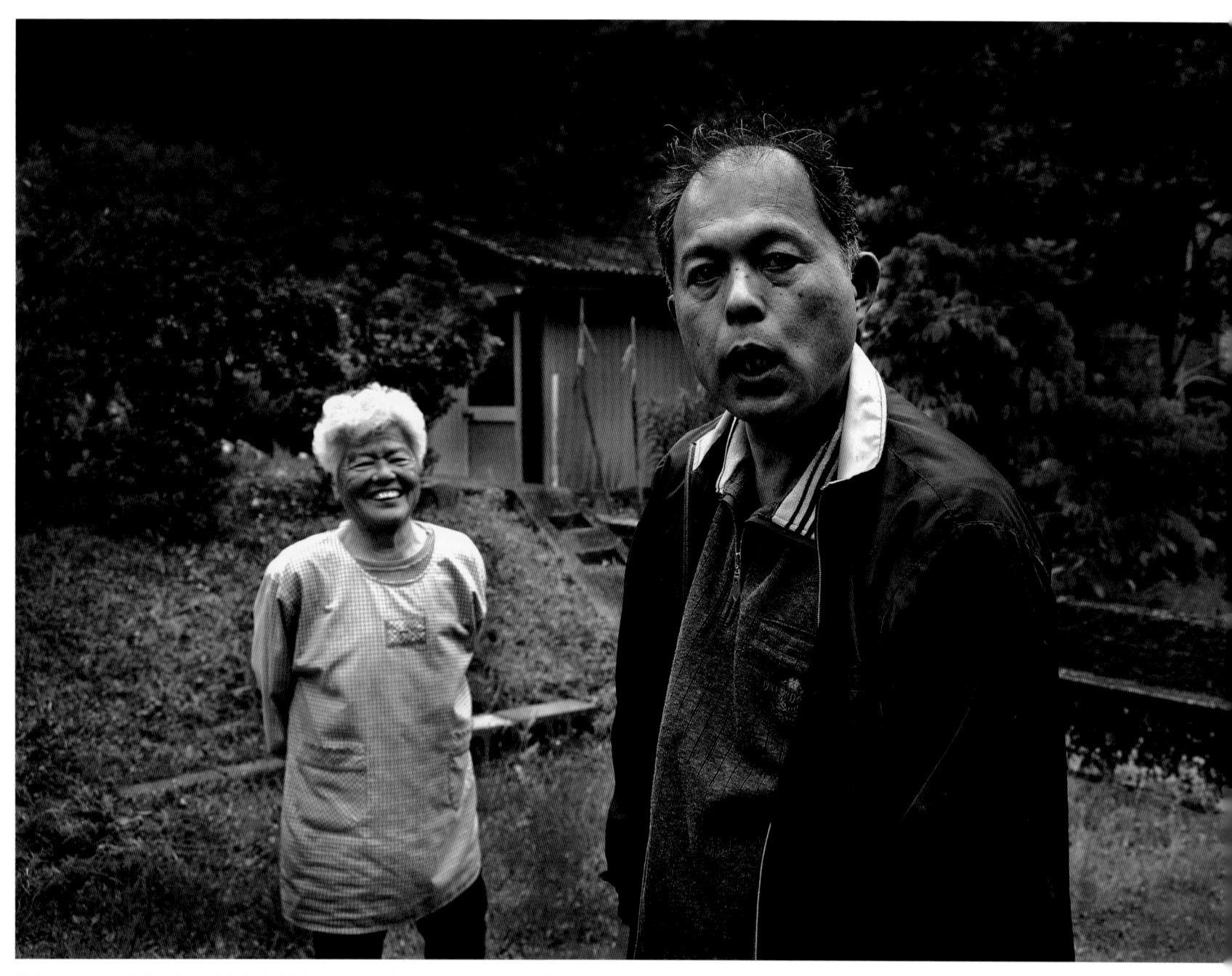

船場泉　1956年（昭和31年）津奈木村生まれ。3歳くらいまで転ぶと痙攣していた。20歳を過ぎてから「脳みそがグルグル回る」感じという。大阪での会社勤めの時も、時々この症状が出た。トイレで5〜10分じぃっとしていると治まった。とうとう会社に知れてしまい30歳ころ会社を辞めた。母の恵美香（写真奥）は2人で1人前と笑う。未認定のまま1995年救済策適用。父藤吉は1959年激症で死亡。祖父岩蔵も1959年（昭和34年）水俣市立病院に入院。12年間の入院生活のあと死亡した。

＜2011年5月＞

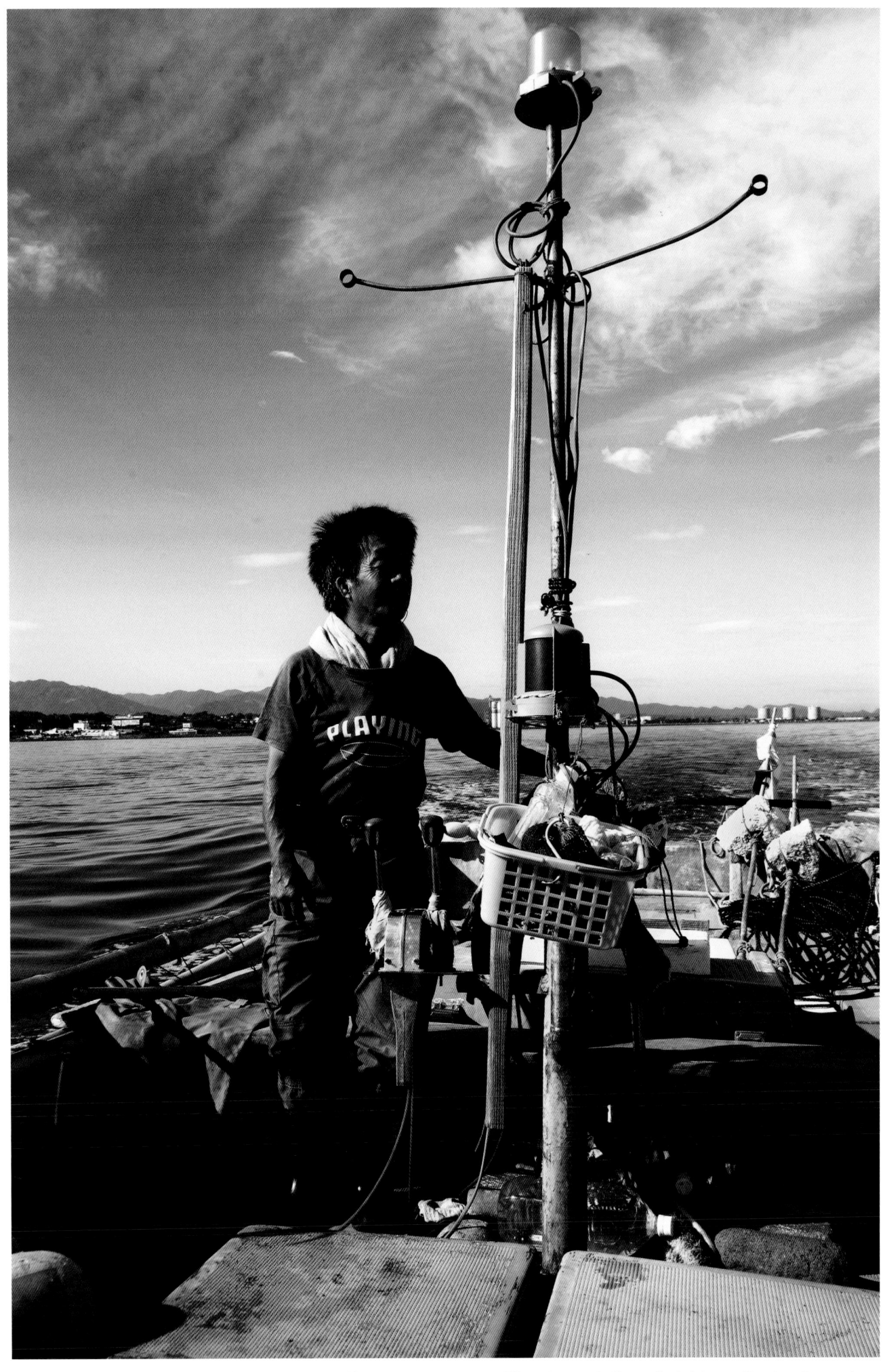

山下大三　1952年（昭和27年）出水市生まれ。補聴器がないとほとんど聞こえない。小学1、2年生くらいの体つきである。時々、漁には出るが自分の食べる分しかとれないという。母トミエ、姉洋子も認定患者　　　　　　　　　　　　　　　　＜2009年8月＞

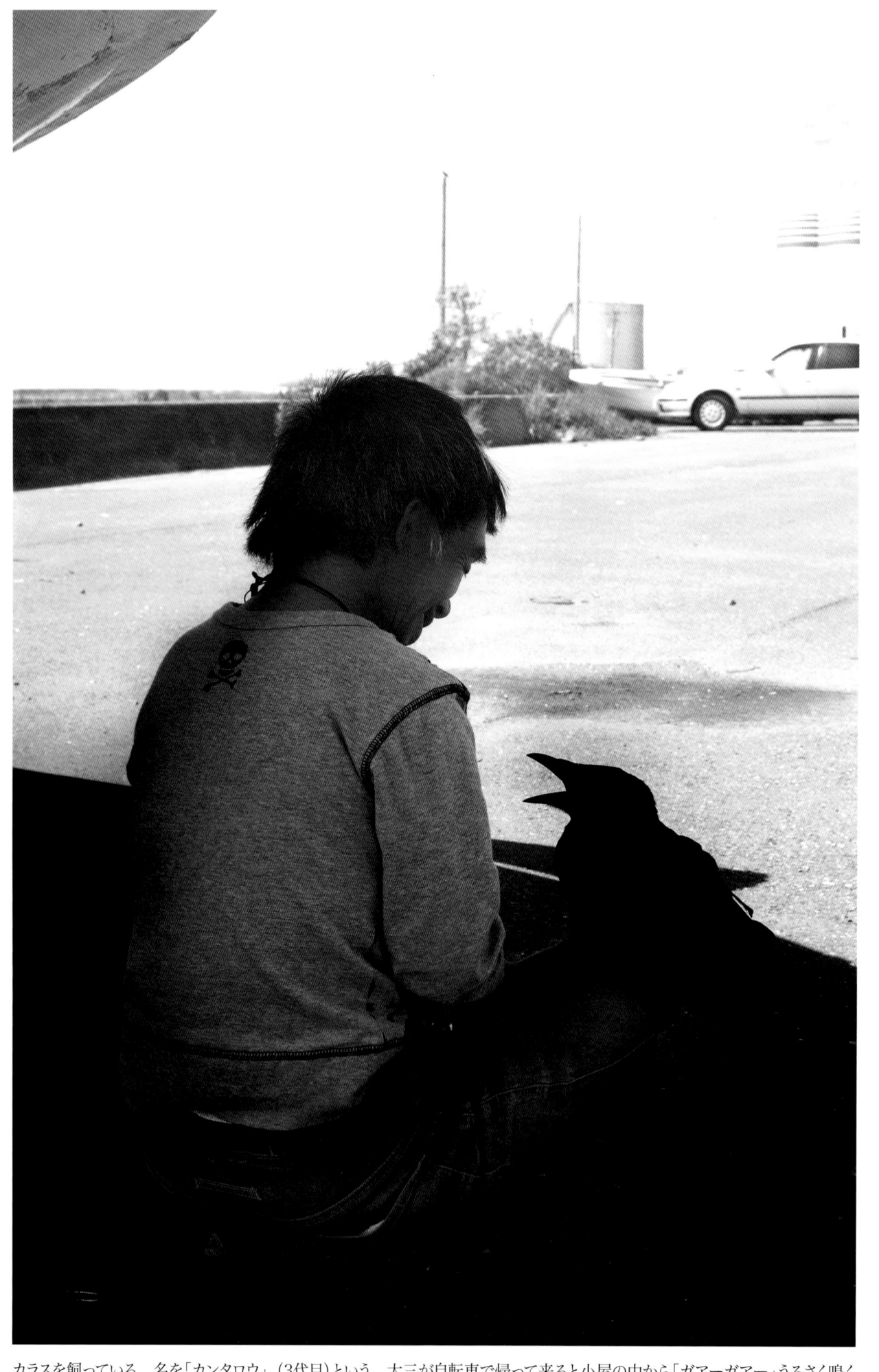

カラスを飼っている。名を「カンタロウ」(3代目)という。大三が自転車で帰って来ると小屋の中から「ガアーガアー」うるさく鳴く
＜2008年5月＞

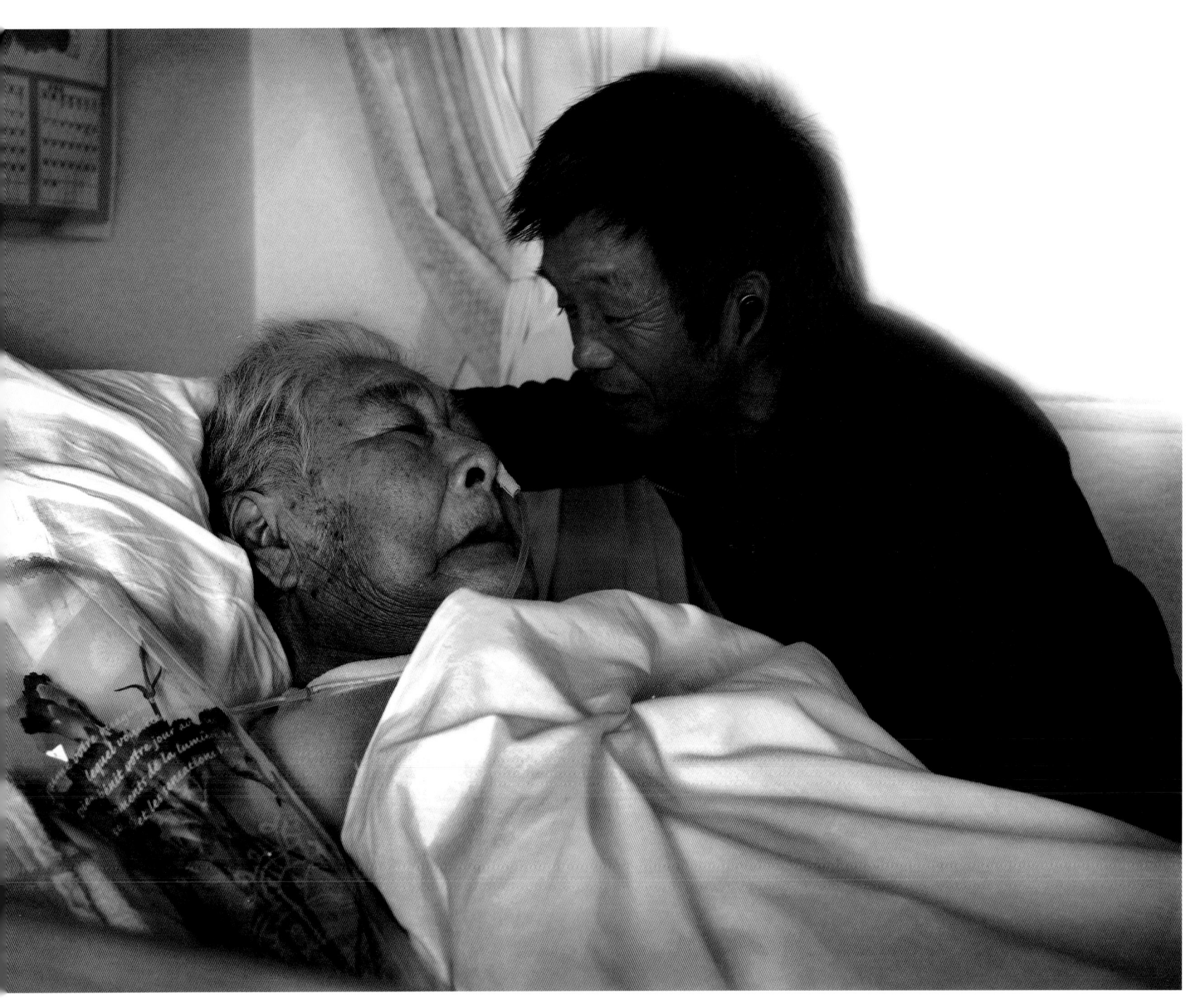

母の日のプレゼントにカーネーションを持って行く。母は2011年に死亡。明水園で 　　　　　　　　　　　　　　　　＜2011年5月＞

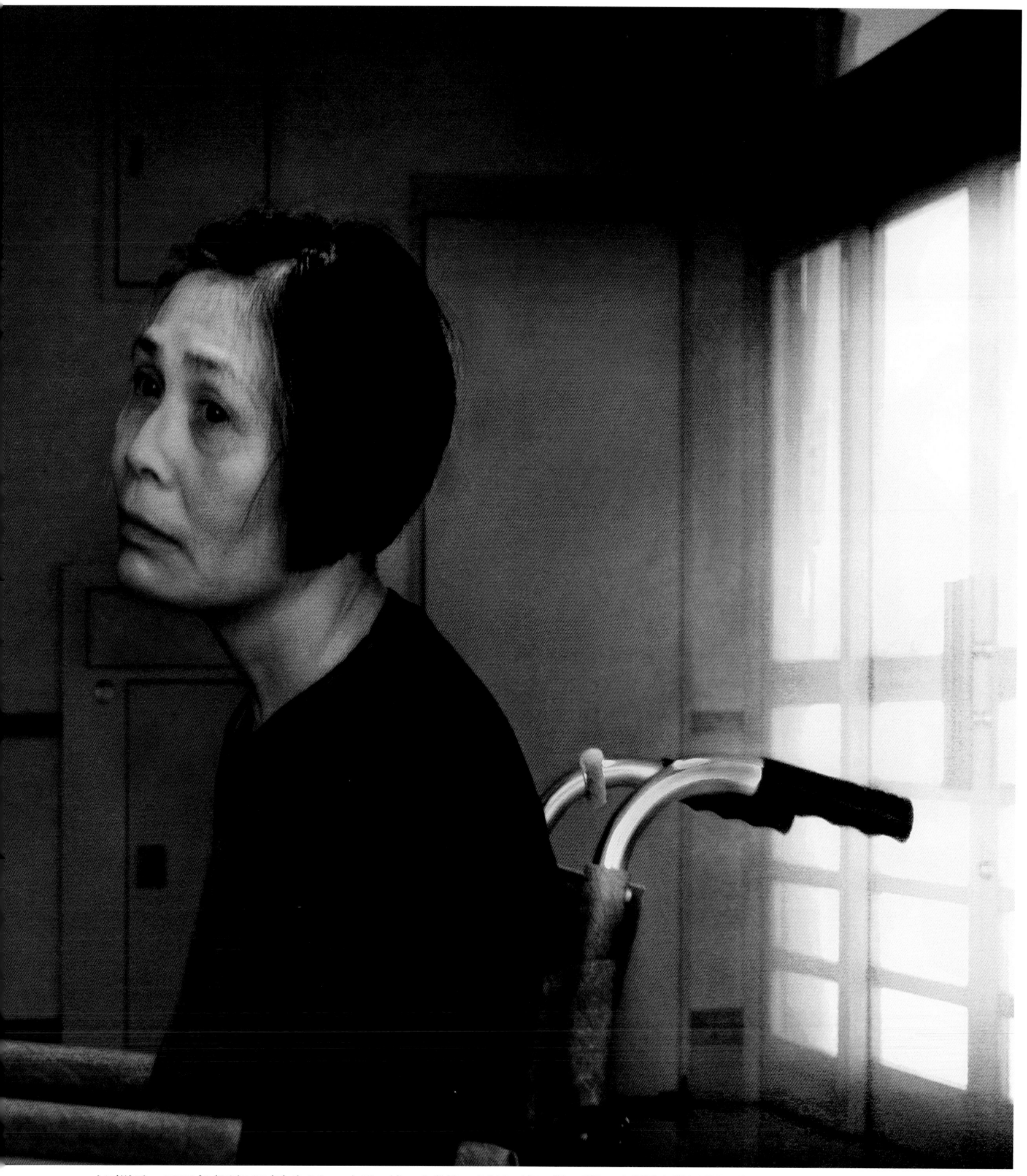

山下洋子　1950年（昭和25年）生まれ。大三の姉。小学校の3年か4年の時に倒れ、入退院を繰り返す。初めのころは撮影すると興奮するので控えるようにいわれた。今は、大三と3人で話をしながら撮影することができる

＜2011年5月＞

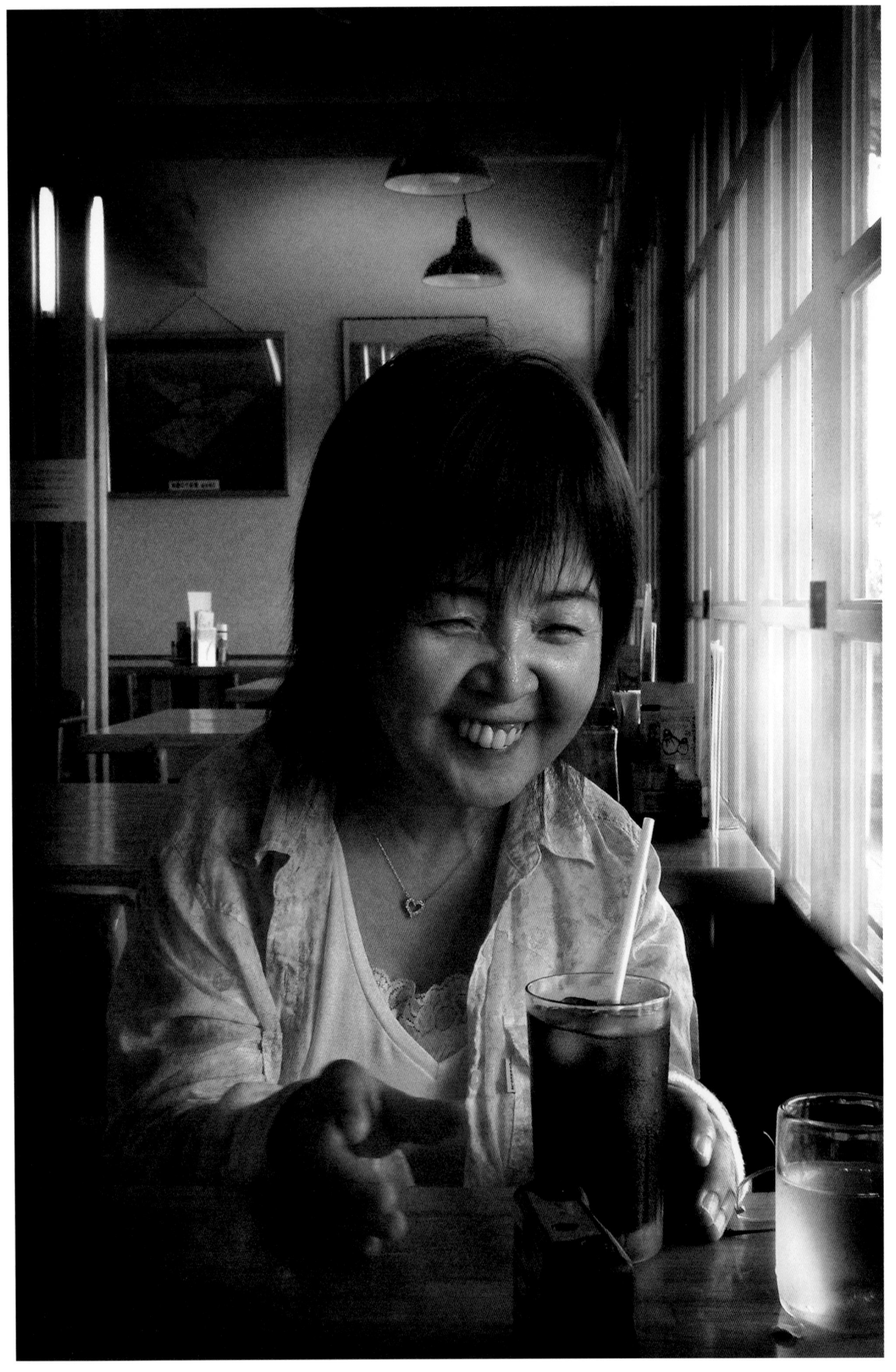

前田恵美子　1954年（昭和29年）明神町生まれ。水俣湾埋立地・エコパークにあるバラ園で働く。今は働いていることや、時々、仲間との飲み会が一番楽しいという　小児性水俣病
＜2007年8月＞

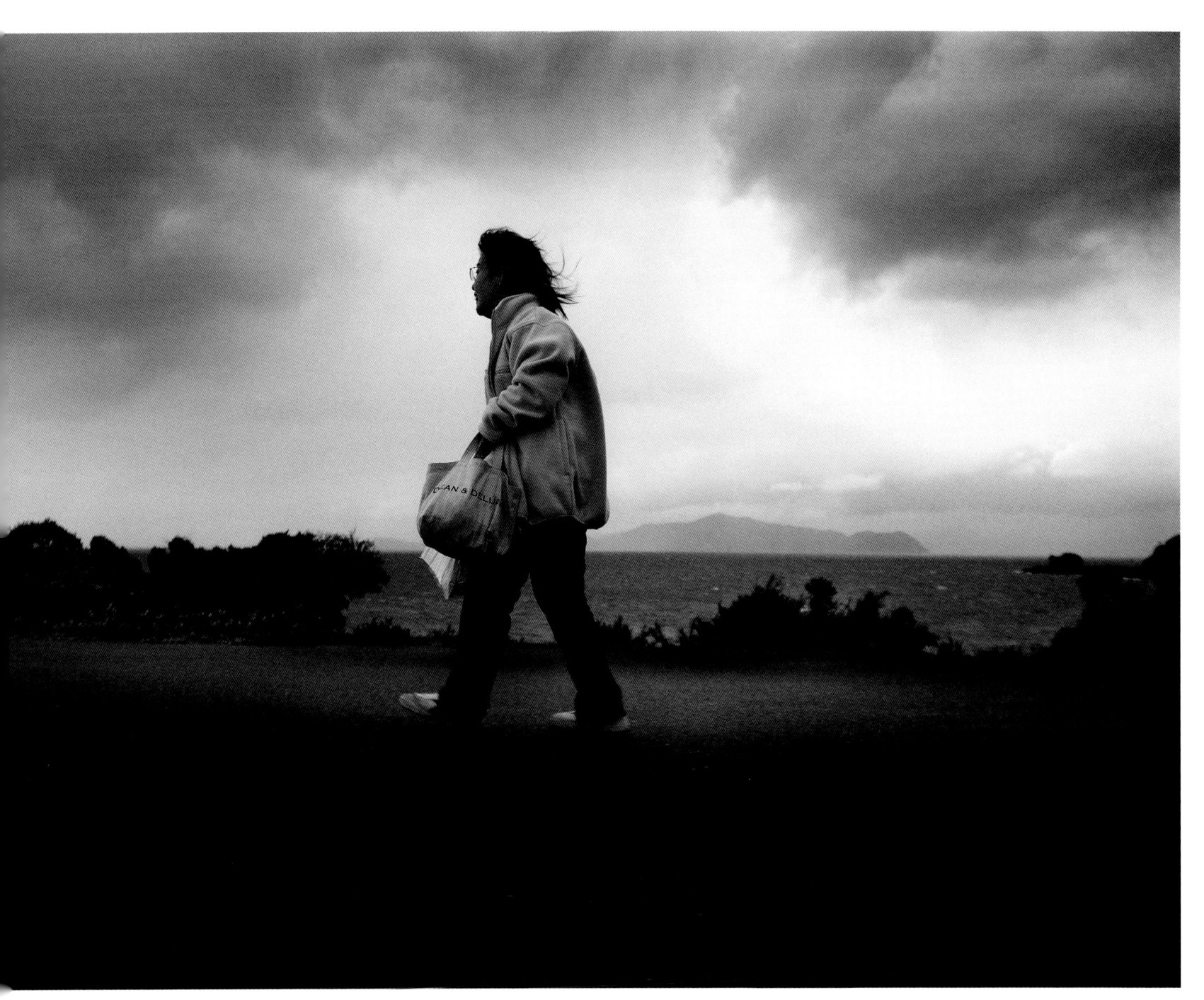

バラ園からの帰り道, 遠くに天草の御所浦が見える　　＜2008年12月＞

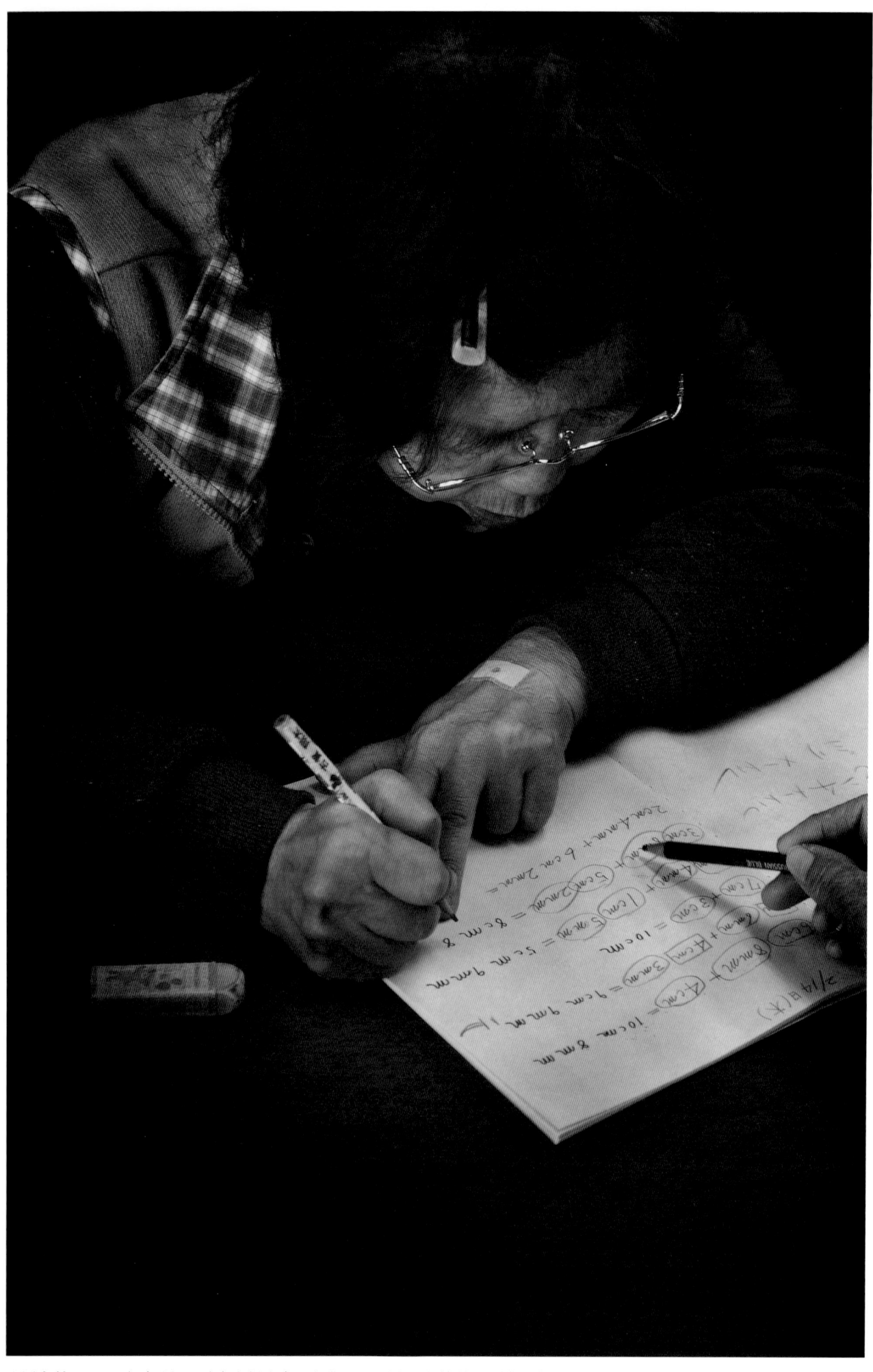

山添友枝　1951年（昭和26年）水俣市多々良生まれ。週2回，算数・国語をボランティアの人から教えてもらう。10年以上の努力の結果2ケタの計算が出来るようになった。2004年母シマエが亡くなり、今は市営住宅で1人暮らし。頭痛や肝臓の持病がある。未認定のまま1995年救済策適用

＜2008年2月＞

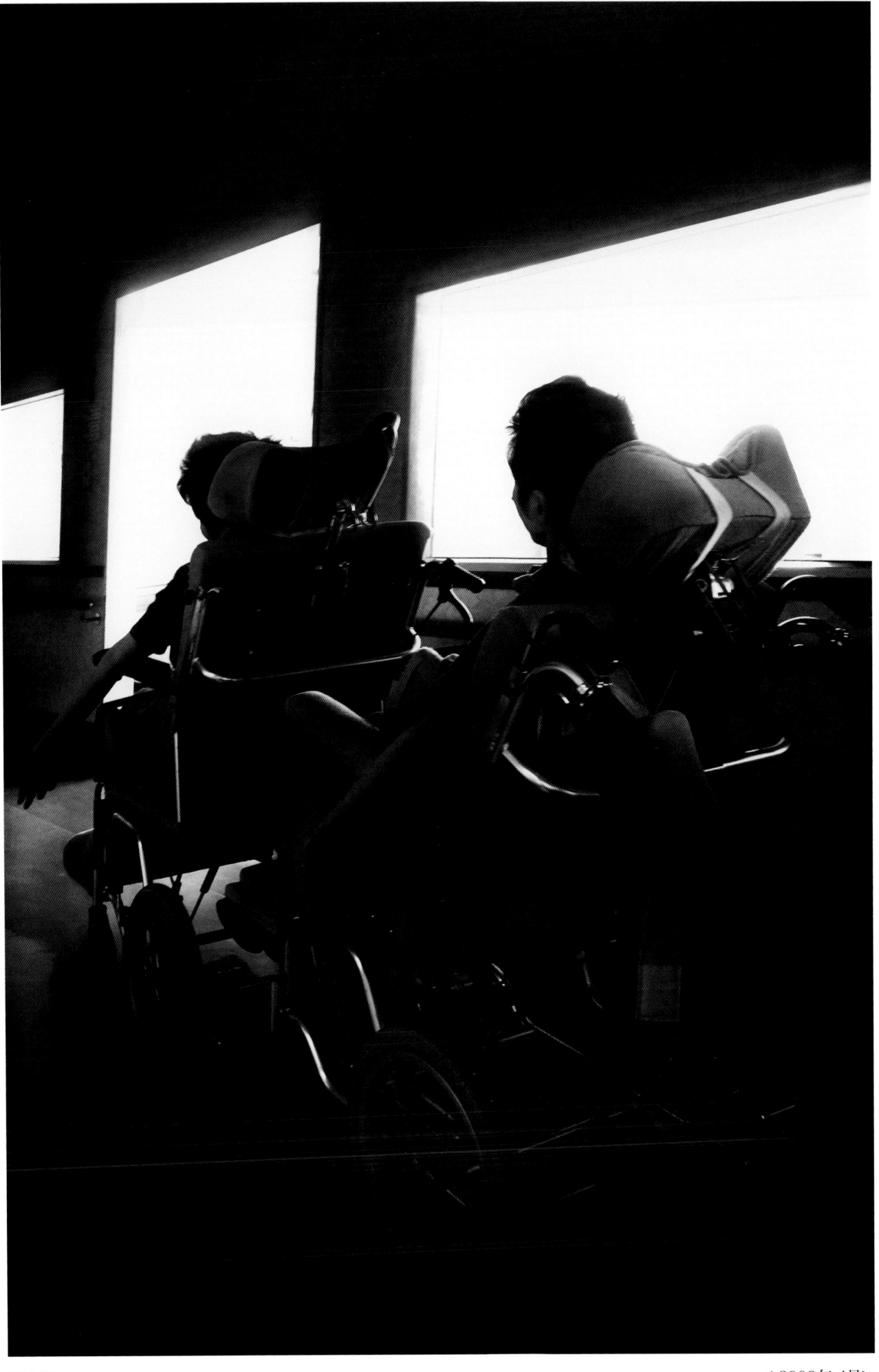

明水園 　　　＜2009年4月＞

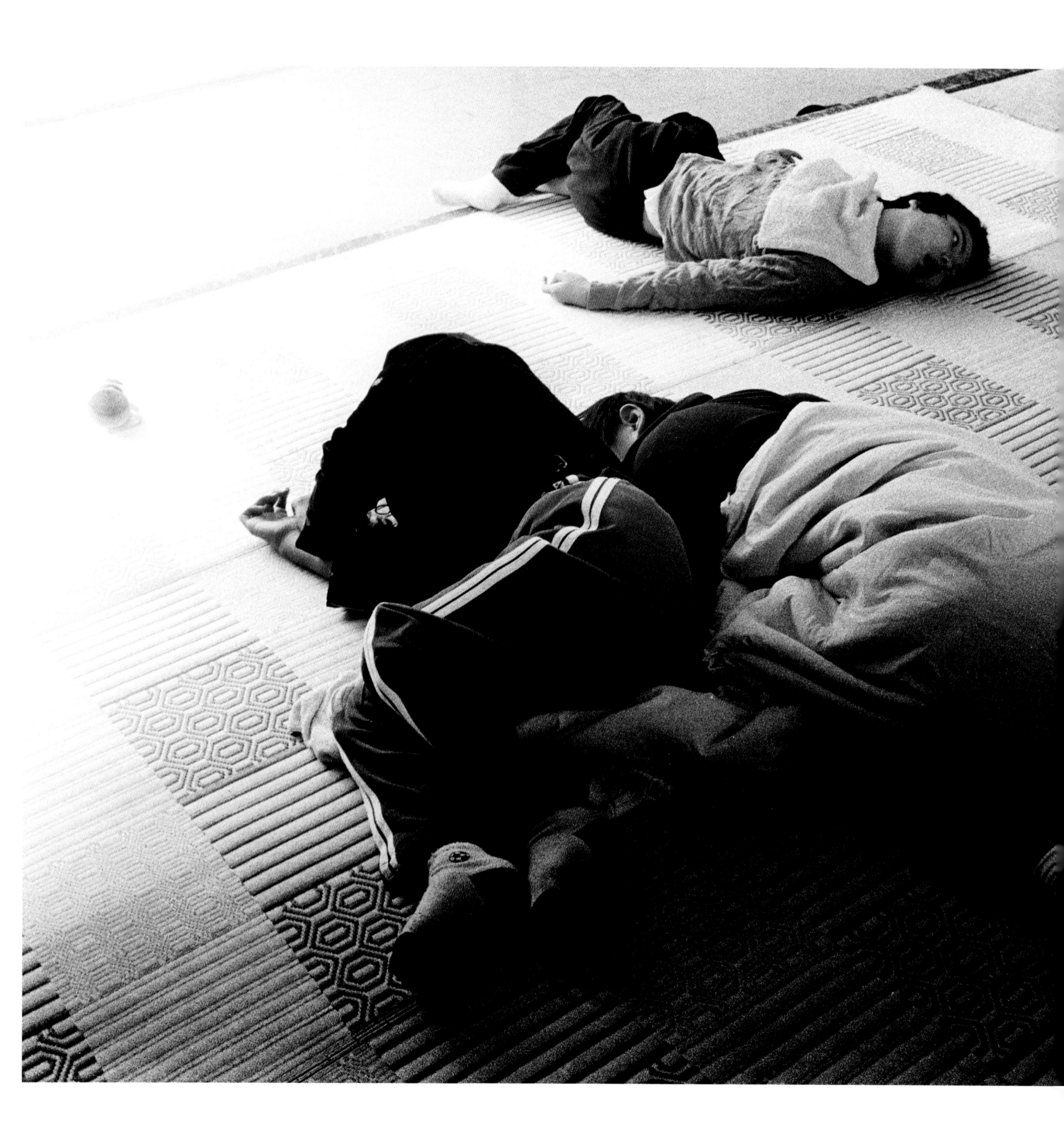

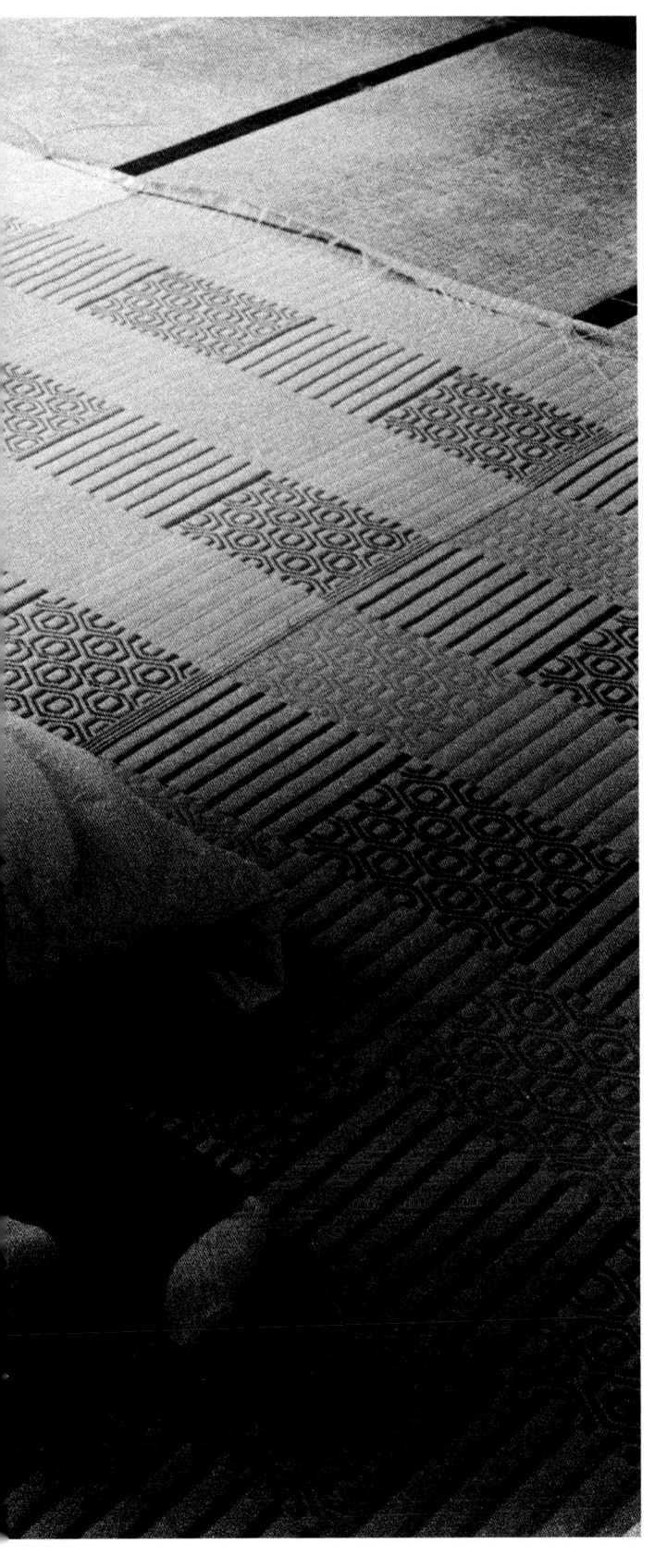

水俣市立病院長の大橋登(当時)に何度か訪ねてようやく
1年間、明水園の撮影許可をもらった。最初は、あまりの
悲惨さに撮影はできなかった 　　　　　＜1975年＞

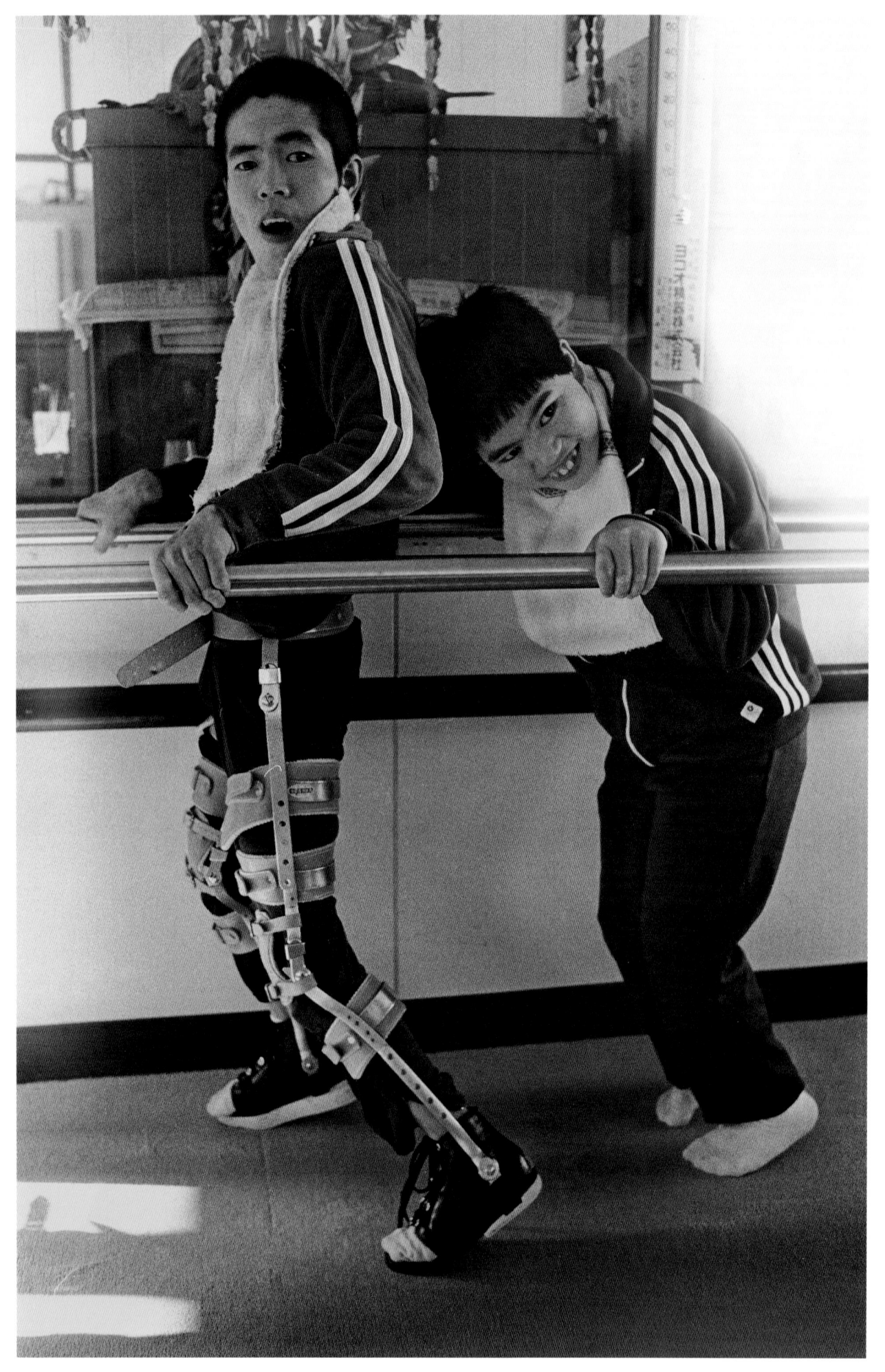

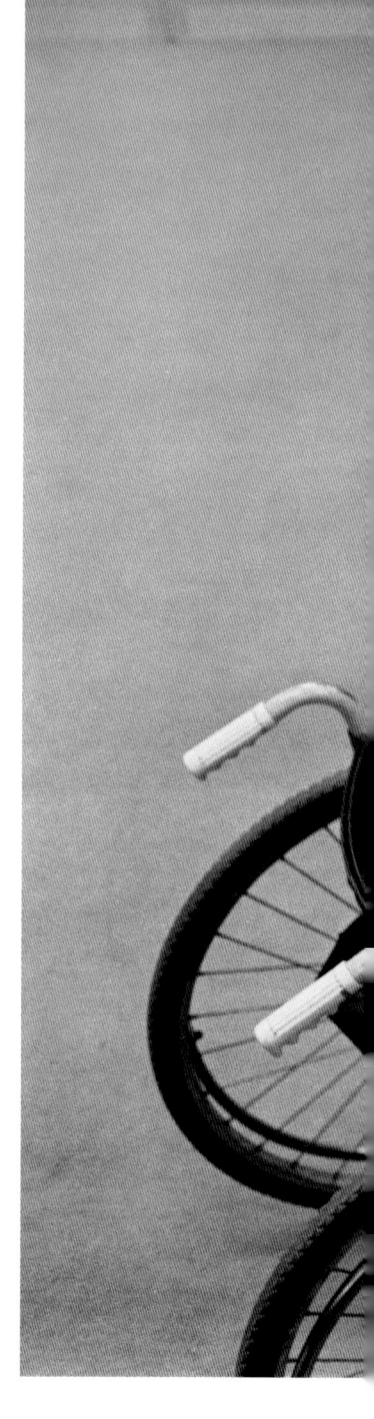

明水園でのリハビリ　半永一光、岩坂すえ子　　　　　　　　　　　　　　　　　　　　　＜1975年＞

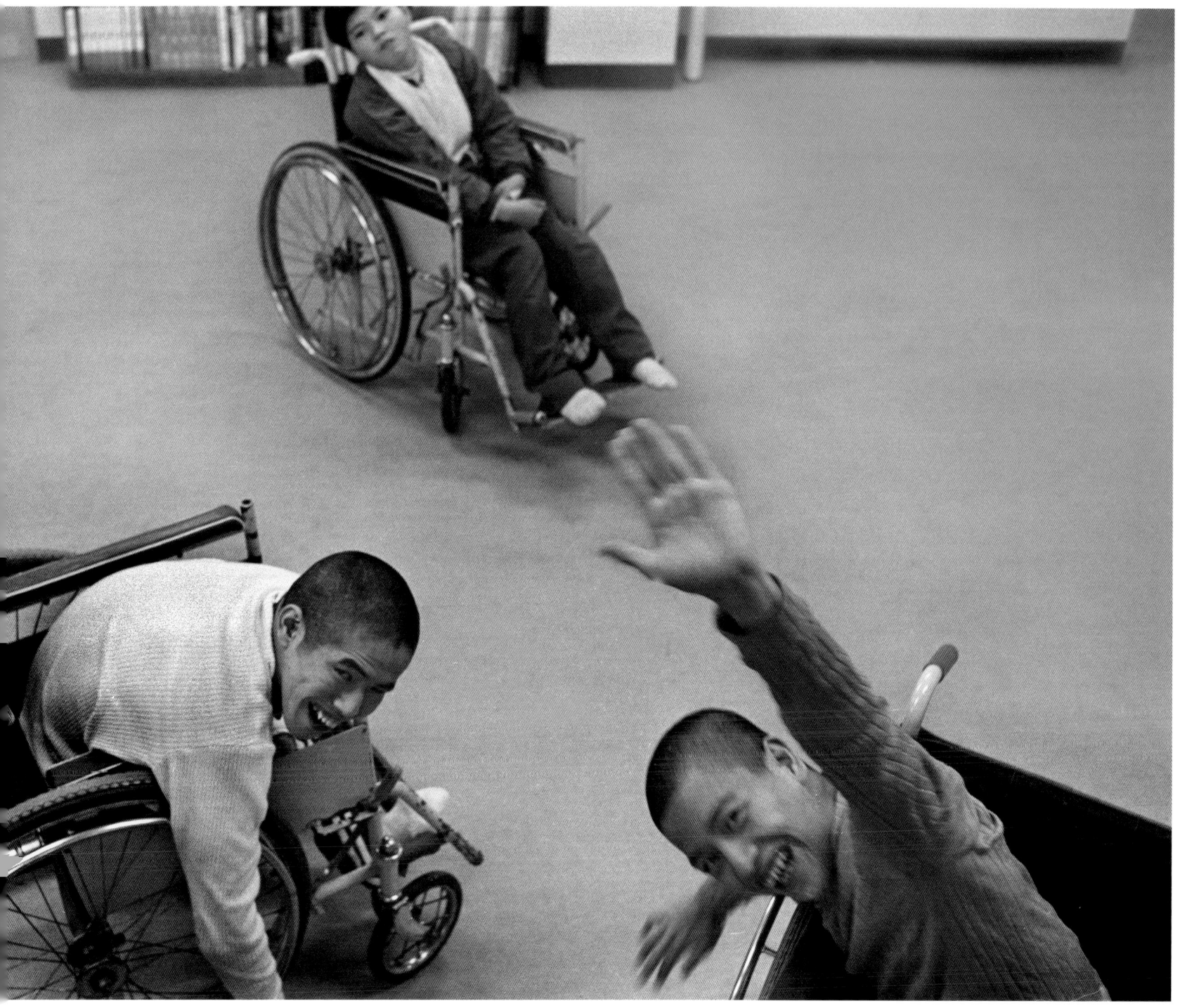

半永一光、岩坂すえ子、長井勇 　　　　　　　　　　　　　　　　　　　　　　　　　　　　　　〈1975年〉

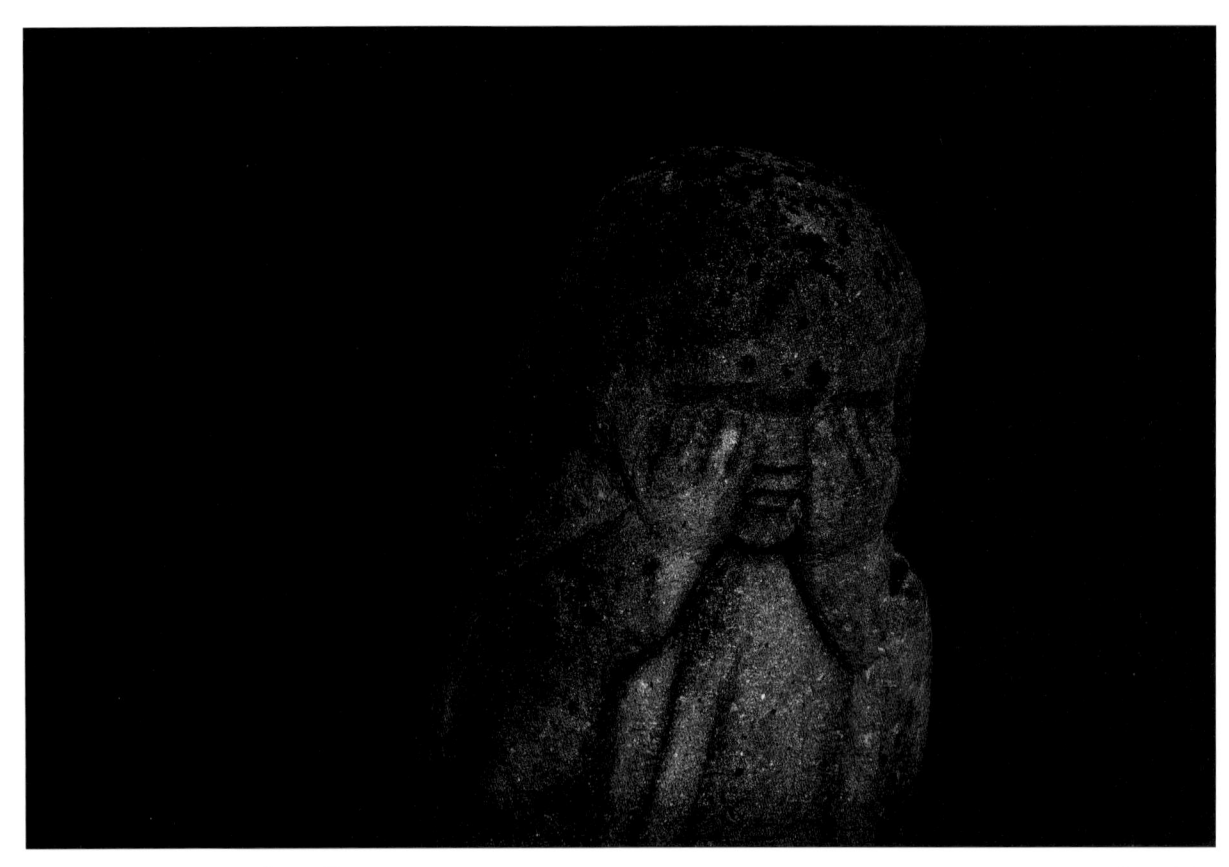

親水護岸に設置された魂石石像 ＜2008年 12月＞

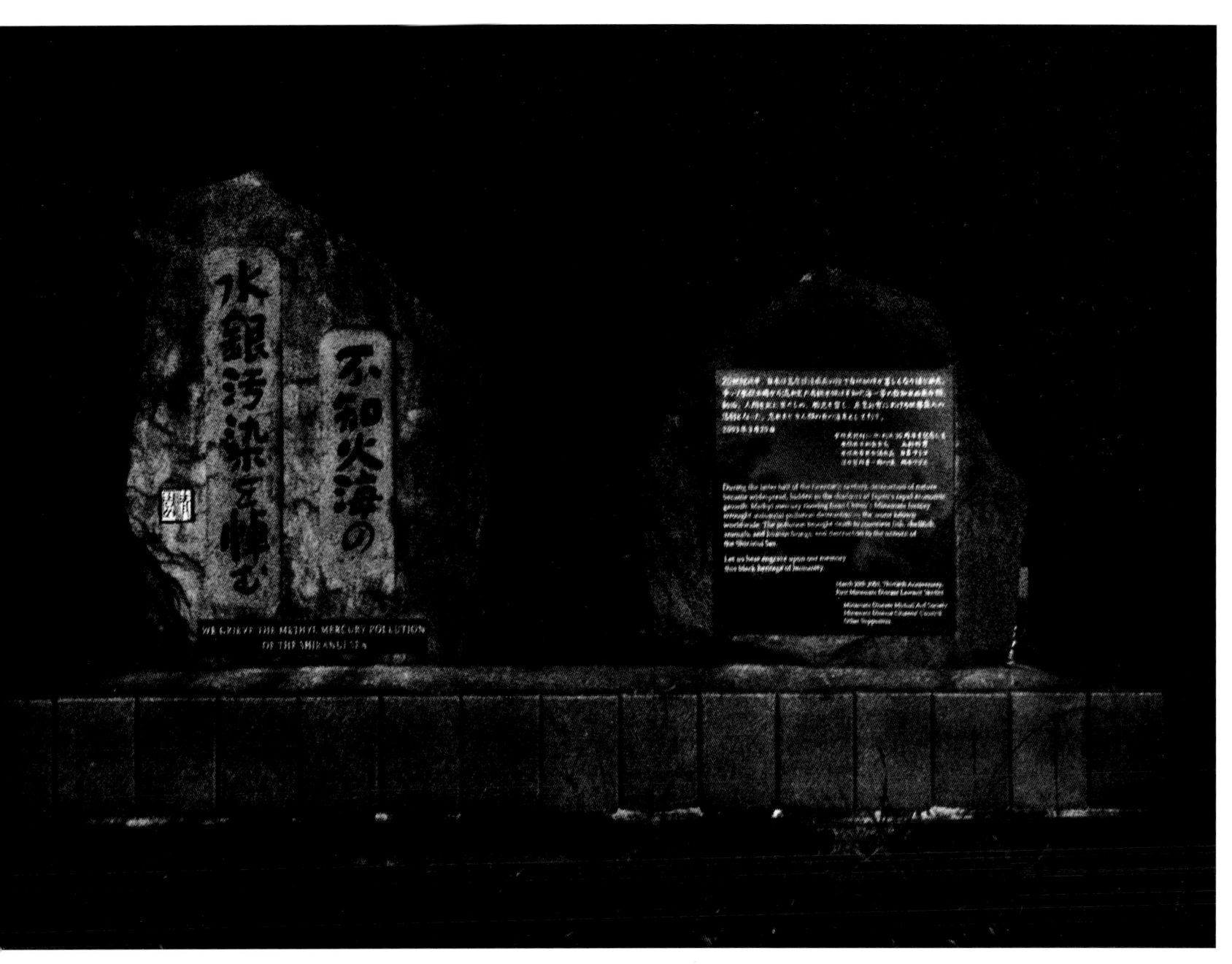

乙女塚脇の記念碑　胎児性水俣病患者の上村智子（享年21歳）をはじめ、水銀によって奪われた生類全てをまつる　　　＜2007年8月＞

小柴一良の写真集『水俣 1974-2013 —水俣よ サヨウナラ、コンニチワ—』に寄せて

ジャーナリスト　西村幹夫

　水俣病事件は、半世紀を超えて、なお続いている。最新の重要ニュースは，2013年4月16日の最高裁判決。水俣病認定を棄却された患者の遺族が行政処分の不当を訴え，5裁判官全員一致で，2つの訴訟について，患者側の主張を認めた。

　この惨禍は、世界大戦後の、一見平和で活力の出た「もはや戦後ではない」というころに表面化し、20世紀に初めて人類がこの地球で体験した事件だった。ずっと食べてきた新鮮な魚が、あるとき気がつけば全部毒魚、地域ぐるみで人々も生き物も破局とは、一体これは何だ。1960年、このような異様さを直感して、自分の生活とは遠く離れた水俣へ、東京から単独で、現地調査と撮影へと突っ込んだ青年がいた。東大大学院生の宇井純と無名の報道写真家桑原史成だった。本当に何かをやったといえるのはこの時期、この2人だったと私は思う。東京の「知性」はそれぞれ自分たちの分野の高度成長に忙しく、この事件を黙殺するという状況にあった。

　桑原史成の処女写真集『水俣病』(三一書房 1965年)に触発されたのか、その後現在までに、10人以上の青年写真家が水俣へ行った。米国の写真家ユージン・スミスの水俣滞在での撮影は別格としても、他の青年たちはいずれも当時は無名、その1人が現在まで自分の作品を封印してきたこの写真集の著者、小柴一良である。

　ドキュメンタリー写真家志望26歳の小柴が大阪から水俣へ行ったのは、1974年初夏だった。5年間の現地住まい、受難にあった漁家の娘との結婚、撮影の行き詰まりと断念、そして、自分の作品を封印し四半世紀を超える間水俣へは1度も足を向けなかったという忌避の後に、再び、意を決して、21世紀の水俣へ。こんな小柴の半生は、著者の「はじめに」と桑原史成の「断絶28年を経ての水俣再訪」に少しだけ触れられている。そんなことで本書には「水俣よ　サヨウナラ、コンニチワ」という奇異な副題が添えられている。

　有機水銀をたれ流した水俣工場加害企業の名前も、日本窒素肥料(戦前の日窒)、新日本窒素肥料(新日窒)、チッソ、JNCと変わった。受難者の方は祖父母、父母、自分あるいは父母、自分、子供と何世代にもわたる。ケタ外れの長大事件となってしまった。だから、個々の写真家たちの作品を見るには、その青年が水俣の現地に行ったのはいつだったのか、そのとき事件はどういう状況にあったのかをまず知らないといけない。しかし、後世の人が、その状況をつかむのは、実はたやすいことではない。

　私が作成中の水俣病事件の年表をたよりに、小柴が水俣にいた1974—79年とはどんなときだったのかを、あらためて見直してみた。わかったことを先にいえば、カメラを向けるのが最も困難なときだった、と私は思う。

　熊本水俣病訴訟の原告勝訴と判決後のチッソ東京本社交渉で患者が勝ち取った補償協定(73年)で、水俣は、いわば、補償金経済地域になりつつあった。訴訟派や裁判しなかった一任派の患者は家を新築して内にこもってしまう人も多かった。新たな認定申請者がどっと出るが、「金ほしさにお前は」といわれるのにおびえ、名前さえ明かさない人も多数いた。申請者を見て「おる(俺)たちが奇病で苦しんでおったときに、おるをいじめぬいたのが、あやつらだ。いいたくはないが具体的にそうなんだよな」という旧訴訟派の思いもある。旧一任派の網元に近づく小柴を呼びつけて「お前の立場はどうなんだよ」と問い詰める患者運動の支援者もいた。怒った小柴は思わず相手をなぐったりした。

　一方で水俣湾は、熊大第2次研究班が第3水俣病問題を提起した余波ですさんでいた。「こわいのは水俣湾の魚だけ」にしたい行政側の思惑で、水俣湾の魚を封じ込めて外に出さないという仕切り網が設置されてしまう。網元と親類になった漁民小柴には、水銀汚染魚の捕獲しか仕事がない。認定問題も、漁業も、もうメチャメチャ。水俣湾の埋め立てで漁業滅亡へ向かう。熊本県との交渉の場に小六法や漁業法を手に顔を出す小柴に感じて「よっしゃ、お前に100万円やろう」と網元がいい出すし、親類となった義兄弟とは喧嘩にもなるし、チッソの水俣工場縮小で町はもうガタガタだし……。

　もみくちゃになった頭を冷やしに、彼は水俣よりいくぶんかは波静かにみえた出水市の海岸の廃屋小屋へ移り住む。本書「受難者たち」にある時吉正人の姿(88—91ページ)はそのときの作品、彼が封印を解いて最初にプリントしたものである。「あんたのフィルムは、撮らせてくれた被写体のものでもあるんだ」と桑原と私が迫ったのだろう。この写真にもとらえられている妻サチエの方は、当時すでに認定されていたのに、より重症の正人はアル中だとかいわれて、未認定で死んだ。それはこの撮影の2年後のことだった。そして「死者は認定審査しない」の原則により、この世から抹殺された。この夫婦の5人の子供たちも認定されず、全員が1995年の政治解決で救済対象者になった。

　この時期、熊本県での未認定問題も深刻だったものの、鹿児島県ではさらに深刻で、棄却率は熊本県より最初からはるかに大きかった。水俣湾のすぐ近くの対岸、鹿児島県獅子島では、魚が売れなくなるからと、認定患者は直ちに漁協を除名された。こうした諸々の事実が私にはこの写真から浮かび上がってくる。

　本書「胎児性水俣病」の大半は、「水俣よ　コンニチワ」となった後の21世紀の作品である。冒頭の山本富士夫(8—11ページ)が収容されている施設は、患者のプライバシー保護とかで「テレビ、カメラお断りが原則」とのことである。それでも小柴にはこの作品をものにできた。そのわけを私の責任で書いておきたい。

　写真の母は、一度は小柴が親戚になった網元の妹だった。「富士夫の葬式に出す写真もなか。ぐらしか(かわいそう)」と母は小柴にいった。「ほな、

「一緒に明水園へ行きまひょか」。明水園とは、水俣病患者の収容施設である。葬式の写真を撮るといわれては、施設の管理者も二の句がつげない。母77歳、子50歳、顔を寄せて交わす言葉を小柴は聞き取れなかった。「目前にある顔が母親だと、あの富士夫がわかったのかなあ」と彼は私にいった。この「小柴写真集に寄せる」という原稿を書くために、写真集の草稿を開いてこの映像が真っ先に私の目に飛び込んできたとき、私は不覚にも涙、ワープロをたたく指も中断となってしまった。

じっと見ると、胎児性たちは、どの写真も、どこか深い顔をしている。この顔は、体格、体力、感性、知性とも、本来は特別に優れた人として生を受けるべき存在だったのではなかったのか、と私は思う。だからこそ、水銀禍の子宮でも、かろうじて産声までいけたのだろう。その裏には、消えた多数の死産、流産、堕胎もあったことだろう。今回初めて気がついたが、胎児性たちには、兄弟姉妹が少ないのである。10人以上のうごもち（子だくさん）の漁家がここいらでは普通のことだったというのに。水銀禍時代の新生児の人口動態の報告は、限られた狭い地区で調べた論文1つしか私には見つからなかった。

石牟礼道子『苦海浄土　わが水俣病』（講談社、1969年）の冒頭に描かれた山中九平少年とは、松田富次（92－95ページ）のことである。小柴が撮影したときすでに59歳となっていた。石牟礼作品に感動して水俣へ行った全国からの支援者たちも、九平が生きていることをもう忘れているのかもしれない。

彼は並外れて頭がいい少年だった。目が見えず、ラジオで楽しむ野球と相撲では、すべての選手や力士の名前と打率や得意技まで知っていて人々を驚かせた。少年の直感から、自分が医学と医療の場に連れていかれることには「殺さるるバイ」と抵抗した。大人になって明水園に入るときにもいやがった。しかし自分の生きていける場所はそこしかないとの覚悟もできたのだろう。家族の了解を得て小柴が明水園に彼を訪問したとき、初老の富次は被写体になることを直ちに了解して、車椅子を押させて外へ出た。久しぶりに不知火海の潮の香を満喫したかのようだった。だから、この作品は富次が「見てくれ」と主張しているものなのだ、と私は思っている。

重いテーマの息抜きに小柴は「海と地」の部で、多様な情景を拾っている。腐った魚群のアップ（82－83ページ）は、小柴自身が廃棄タンクに投げ入れた水銀汚染魚である。「当時の魚の写真？　そんなものまで撮ったフィルムはない」と小柴は最初はいっていた。「それでも探して」と私はいった。そしてやっと見つけた一コマである。「廃棄タンクもあるはずだ」と私は更に迫った。これも海岸に現存していることを彼は見つけ、写真集の出版直前に撮った。写真家にとってはどうということもない映像かもしれないが、この私の拙文にはその写真をぜひ入れておきたい。直径2m以上、高さ約3mの巨大なFRP製で、埋め立て作業の時には全部で10個以上あったという。捨てるために漁民がとった水俣湾の魚と豊かな海を埋め立ててしまった〝愚行〟のシンボルだと私は思うからである。

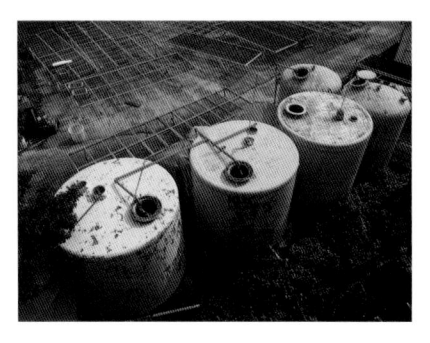

もう1つ、ある毛筆文（57ページ）を最後に紹介しておこう。今回小柴が水俣市役所前の蘇峰記念館にある淇水文庫で見つけて撮った。徳富猪一郎（蘇峰）が水俣婦人会へ宛てた書簡の原文である。
「水俣ハ昔から風俗醇美人情敦厚肥後に於ケル楽土デアッタ。
最近物質上長足ノ進歩ヲ来シ工業地トシテ将タ商業地トシテ
其ノ面目ヲ一新シタルコトハ寔ニ祝著ノ至リテアリマス。
　ケレトモ此ノ物質的進歩ニハ
必ラス精神的心霊的ノ進歩ヲ以テ調節スル必要カアリマス。
………（略）以上ノ所見ヲ申上ゲ皆様方ノ御参考ニ供シマス。
　昭和八年三月廿四日　於大森山王艸堂」
「ケレトモ此ノ物質的進歩ニハ必ラス精神的心霊的ノ進歩ヲ以テ調節スル必要カアリマス」という文字のところだけには、それを強調するため○○○○○……が添えられていた。記念館によればこの強調傍符も蘇峰自身が書き込んだものだった。

戦前には軍国主義に与していたとの批判があり、自身も戦後に文化勲章を返上して百敗院泡沫頑蘇居士と自称した蘇峰とはいえ、この一文を、私たちは無視できるのだろうか。

日窒水俣工場が有機水銀たれ流しのアセトアルデヒド工程を操業開始したのは、蘇峰がこれを書いた10カ月前である。そして、蘇峰が亡くなったのは、奇病の公式発見の1年半後1957年11月だった。「熱海で亡くなった94歳の蘇峰は、最後まで頭もしっかりしていました。郷里水俣を襲った不気味な奇病の知らせは、もちろん蘇峰にも届いていました」（記念館）とのことである。

この蘇峰書簡を見つけてくれた小柴に、私は感謝している。

（文中敬称略　アル中などの文中表現は、現在では適切でないものもあるが、当時日常的に現地で話されていた言葉はそのままとした）

2013年4月

熊本水俣病事件の略年表

小柴一良写真集『水俣 1974-2013 ―水俣よ サヨウナラ、コンニチワ―』のために　ジャーナリスト 西村幹夫　作成

1906年	1月12日	曽木電気創立：社長野口遵（1896年帝国大学工科大学〈後の東京大学工学部〉電気工学科卒），資本金20万円，本店は鹿児島県伊佐郡大口村．同郡羽月村宮人下木場の川内川の通称曽木の滝の上から導水路で得た水力で，翌年曽木第1発電所，3年後に同第2発電所を建設
1908年 (明41)	8月20日	水俣村に日本初の電気化学工業：曽木電気が日本カーバイド商会を合併，水俣村の水俣川川尻に日本最大のカーバイド工場が稼働，日産能力10トン
	11月10日	日本窒素肥料発足：曽木電気が日本カーバイド商会を合併した社名を「日本窒素肥料株式会社」と商号改名，本店大阪市，公称資本金100万円（1927年5月朝鮮窒素肥料設立で興南工場に電気化学事業を拡大，45年敗戦で水俣工場へ引き揚げ，50年に新日本窒素肥料，65年にチッソ，2011年に事業部門を分社化しJNCへと社名変更）
1930年		有機水銀中毒の文献：スイスのチューリッヒ大学法医学教授H・ツァンガーらが過去の水銀中毒110例から無機中毒と有機中毒とを区別し，アセトアルデヒド工程中の水銀触媒が有機水銀になる可能性とその中毒例を報告（慢性症状特に心臓障害，多発神経炎，多発性硬化症，詐病などとされていた症例について有機水銀を含む要因による中毒と判断）
1932年	5月7日	水銀汚染始まる：工場アセトアルデヒド設備稼働，水銀廃液を無処理で百間港へ
1933年	3月24日	物質的進歩への警告：水俣出身の徳冨蘇峰が水俣婦人会へ手紙「水俣ハ昔から風俗醇美人情敦厚肥後に於ケル楽土デアッタ．最近物質上長足ノ進歩ヲ来シ工業地トシテ将タ商業地トシテ其ノ面目ヲ一新シタルコトハ寔ニ祝著ノ至リテアリマス．ケレトモ此ノ物質的進歩ニハ必ラス精神的心霊的ノ進歩ヲ以テ調節スル必要カアリマス」
1941年	11月	最も早期の胎児性患者が出生か：水俣町袋湯堂に出生の女児が胎児性の疑い（73年熊大医学部第2次水俣病研究班の報告書に記述される）
1950年	初夏	海と生物に広範な異変：水俣市袋茂道，袋湯堂などで魚が浮き，ネコが狂い，カラスや水鳥がおちる（以後毎年のように異変を目撃，と後の各種文献に記述される）
1953年	12月	劇症奇病患者が続発：漁民とその家族に精神症状，失明，運動マヒから廃人となり死者や重症者（アル中，精神病，神経炎などと誤診され，発病を隠し集落に潜む患者もかなりいた，と後の診定または認定作業からも判明，奇病との認識もなくすでに死亡した者も？）
1955年	1月	乳児に脳性マヒ様の奇病続発：漁民集落で相次ぎ出生（生存者は62年に胎児性水俣病と診定．55年当時までとその後にも死産の胎児や乳児期に死亡した胎児性患者もかなりあった，と後に推定される研究もあるが，実態についての総合的な調査研究資料はなし）
1956年 (昭31)	5月1日	水俣奇病（後の水俣病）の公式発見：新日窒水俣工場付属病院の医師が「脳症状を呈する奇病が発生，その4人（水俣市月浦坪谷の田中しず子，実ら）が入院」と届け出
	5月28日	水俣市が奇病対策委を設置：同委に参加した水俣市医師会が過去の誤診を見直す（以後7月27日奇病患者を隔離し，患者の家や井戸水を消毒，8月24日熊大医学部に水俣奇病研究班を設置，11月3日同研究班が非公開で中間報告，同27日国立公衆衛生院が現地視察調査などを経て，奇病対策委が年末までに患者52人を診定．ほかに隠れた患者も多数と後に判明）
1957年	1月17日	「汚悪水の放流，直ちに中止を」：水俣市漁協が決議により水俣工場に要望書
	3月4日	自主的漁獲禁止の方針：熊本県が水俣奇病対策連絡会で方針決定
	3月22日	ネコ飼育試験で発病：熊大研究班員の依頼で水俣の漁家が熊本市のネコを飼育，全例が奇病を発病（4月4日に水俣保健所でも水俣の魚を食べさせたネコが高率に発病）
	8月1日	水俣奇病罹災者互助会結成：会長渡辺栄蔵，後に水俣病患者家庭互助会と改称
	9月11日	「食品衛生法を適用できない」：熊本県の問い合わせに厚生省が文書で回答
1958年	8月4日	奇病の恐怖が再現：袋湾のカニを食べ中学生が発病（この年新たな患者4人診定）
	9月	排水の出口を密かに変更：新日窒水俣工場がアセトアルデヒド工程の水銀廃水の排出を百間港から水俣川河口へ（59年春から河口や津奈木村方面の漁民に新たな劇症患者）
1959年	7月14日	「水銀に注目」：熊大水俣病研究班が魚介類の汚染毒物について厚生省に報告（病理教授武内忠男，第1内科助教授徳臣晴比古は有機水銀と主張，8～10月水俣工場が数度にわたり反論）
	7月21日	細川実験：新日窒付属病院の元院長細川一が問題の水銀廃液をネコに直接与える実験を独自に開始（10月6日ネコ400号発病，60年夏に実験再開，工場内研究班で発病再現実験を経て62年2月までに原因物質をメチル水銀基と確認した，と後に判明）
	11月2日	工場へ突入：不知火海36漁協漁民が排水停止と補償を求め，事務機器を壊し投石
	12月30日	見舞金契約：患者家族初の工場前座り込み（11月25日），患者1人一律300万円の補償要求を工場が拒否，熊本県の調停で発病から死亡までの年数×10万円＋葬祭料30万円などで調印（将来水俣病が工場排水に起因と決定しても補償の要求は一切しないとの条項も）
1960年	3月30日	単独で調査：東大化学工学大学院生の宇井純が水俣工場を訪問，事件解明を決意
	7月14日	写真家を目指す青年桑原史成が水俣へ：患者専用病棟などで撮影開始，後に胎児性と診定される未認定の乳児と母など多数撮影（その後桑原は東京で宇井純と知り合い以後協力）

1962年4月27日	新日窒水俣工場で安定賃金闘争：9カ月の長期闘争へ．スト権放棄を求める会社側に労組が分裂(68年以降，会社に差別された第1労組員有志が患者支援運動へ参加)
8月11日	桑原史成が極秘データを接写：東大土木工学科衛生工学大学院生宇井純と無名の写真家桑原が新日窒付属病院で医師小嶋照和に取材，社内研究班の水俣病原因物質追試実験報告書「精溜塔廃液について」のデータの一部などを接写(桑原の接写データを解読した宇井が真相をつかみ，後に膨大な調査記録をまとめる．64年3月に宇井と桑原が愛媛県大洲市に元水俣工場付属病院長の細川一を訪問，ネコ400号実験データと経緯を記した細川ノートの存在を知る)
9月15日	初の水俣病写真個展：桑原史成「水俣病——工場廃液と沿岸漁民」東京有楽町の富士フォトサロンで105点を展示，富士写真フィルム宣伝課長石井彰が化学業界から個展中止の圧力を受けたが10日間開場(63年日本写真批評家協会新人賞)
1962年11月29日	医学が胎児性水俣病を認める：水俣病患者診査会が7時間の議論の末16人診定
1964年11月	記録映画作家土本典昭が水俣へ：報道写真家桑原史成の作品に触発され日本テレビの番組「水俣の子は生きている」のロケハン開始(以後約30年間，水俣病事件の映画を連作)
1965年3月10日	初の水俣病写真集：桑原史成が『水俣病』三一書房を出版．未認定患者の存在やマスコミ報道の欠落を批判する文章のほか巻末で宇井純が無署名で工場の秘密実験を解説
6月12日	第2の水俣病：新潟大学教授椿忠雄らが水俣病に似た有機水銀中毒と記者発表
1968年1月12日	水俣病(対策)市民会議発足：新潟水俣病訴訟原告患者らの水俣訪問で，同会議会長の日吉フミコ，事務局長の松本勉らが熊本訴訟に向けて広範な患者支援運動開始
9月26日	水俣，新潟の水俣病を公害病に認定：政府が発表，チッソ社長が患者宅でお詫びへ．これ以降，水俣病患者支援運動が全国へ広がる
1969年1月28日	石牟礼道子『苦海浄土―わが水俣病』：講談社から出版，70年以降に多数の患者運動支援者が水俣訪問
4月5日	患者家庭互助会分裂：厚生省に患者補償処理を白紙委任の一任派(後に64世帯)と自主交渉継続派(6月14日熊本訴訟提訴の時点で訴訟派28世帯)が以後別行動へ
9月7日	水俣病研究会発足：水俣病対策市民会議の裁判研究班が，熊大若手学者，水俣病を告発する会と結成．岡本達明，花田俊雄，山下善寛，小坂谷義(いずれもチッソ水俣工場第1労組)，原田正純(熊大神経精神学)，二塚信(公衆衛生学)，富樫貞夫(民事訴訟法)，丸山定巳(社会学)，本田啓吉(熊本県立第1高校教師)，宮沢信雄(NHK熊本放送局アナウンサー)，半田隆(同技術)，小山和夫(学習塾教員)，有馬澄雄(学生)，石牟礼道子，東大助手宇井純，合化労連書記近藤完一，後の岡山大教授阿部徹(民法)らが外部から協力
1970年5月25日	厚生省水俣病補償処理委が仲裁案：低額補償に抗議する宇井純，土本典昭ら13人が厚生省に突入，逮捕(27日に仲裁確定，一任派へ死者一時金170〜400万円，生存者同80〜200万円，患者年金17〜38万円など．当初の要求は死者1300万円，年金60万円)
8月18日	行政不服審査請求：川本輝夫ら認定棄却の患者が市民会議の協力で厚生相に申立て(71年8月環境庁が県の認定棄却を取り消す．73年3月の熊本判決を経て以降数千人規模の認定申請，認定棄却をめぐる患者運動と行政を批判する各種訴訟が相次ぐ)
1971年6月	熊大2次水俣病研究班発足：熊本県委託で水俣，御所浦，有明町の検診，調査など10年後の水俣病に関する研究開始
9月7日	米国の写真家ユージン・スミスと妻アイリーンが水俣へ：桑原史成の写真集に触発され月浦の死亡患者溝口トヨ子方に借家し撮影開始(74年11月まで滞在)
9月29日	新潟訴訟で原告勝訴確定：公害被害者が加害企業に日本初の賠償請求権獲得(原告は賠償金上積みを法廷外で直接交渉，昭和電工は73年6月原告の要求を丸飲みで補償協定)
12月8日	チッソ東京本社座り込み自主交渉：川本輝夫ら患者と家族の行動に支援者多数
1972年6月5日	水俣病患者が初の海外行動：国連人間環境会議(ストックホルム)の人民広場に坂本しのぶ，浜元二徳らが参加
1973年3月20日 (昭48)	熊本訴訟で原告勝訴：死者最高1800万円の慰謝料，見舞金契約は公序良俗に反し無効．チッソは判決前に控訴権放棄，判決後原告らがチッソ東京本社交渉を開始
5月22日	「第3の水俣病」：熊大2次研究班報告書の総括文に「第3の水俣病」の言葉がありその報道で不知火海，有明海の魚が市場取引を停止されるなど全国的な水銀パニックへ
7月9日	水俣病患者補償協定：医療費，年金，生活保障基金など熊本判決額に上積みの調印，以後の認定患者にも適用
1974年1月10日	水俣湾封鎖仕切り網設置作業：熊本県が水俣湾内の水銀汚染魚を封じ込めるとする工事を開始．湾奥の仕切り面積は330万m^2，初期設置費用1900万円(熊本県が支出)
1月17日	水俣湾で汚染魚の捕獲始まる(以後1997年10月まで汚染魚はチッソが買い上げ，ドラム缶コンクリート詰め処理で水俣湾埋立地へ)
4月7日	水俣病センター相思社：全国からの寄金で水俣市袋に落成，以後患者運動支援
初夏	無名の青年写真家小柴一良が水俣へ：大阪から移住，漁船の免許を取得し，調停派漁家前田則義宅に79年まで出入りし，仕切網の管理と湾内汚染魚捕獲に従事しながら，若衆宿や未認定患者らを撮影(写真は未公表だったが，2007年4月水俣病資料館での7人展に参加)
8月25日	「生ける人形」命つきる：小児性患者松永久美子が死亡．失外套症候群(apallial syndrome)無動無言(akinetic mutism)で18年間の23歳，死者100人目
1975年8月7日	「補償金目当てのニセ患者」：熊本県議2人が環境庁陳情の席で発言，問題となる

日付	出来事
1976年 3月29日	水銀ヘドロ処理補償協定：熊本県と水俣市漁協（漁協員143人）が調印，補償金16.9億円（工期が大幅に遅れ，84年3月に2次補償16.25億円で合意）
1977年 1月18日	小柴一良が報道写真家桑原史成と水俣で出会う：小柴の案内で桑原が取材撮影
1977年 6月14日	公訴権乱用：チッソ社員への傷害罪で起訴され東京地裁で有罪判決の川本輝夫被告に東京高裁（寺尾正二裁判長）が「国家もまた加害者」「訴追は偏頗，不公平」と公訴棄却（80年12月最高裁で無罪確定）
7月1日	水俣病認定の新判断条件：水俣病認定検討会（椿忠雄座長）の見解により環境庁が県に通知．以後「患者認定を狭める切り捨て策」と患者支援運動側から批判が続く
12月5日	「宝の子」を失う：在宅胎児性患者上村智子が21歳で急逝
1978年12月20日	チッソ経営資金の公的支援始まる：熊本県議会が県債発行を可決（65年以降無配で熊本判決前後から終始経営危機，99年6月政府が行政責任否認のまま国費で支援と決定）
1979年 3月22日	チッソの刑事責任：元社長と元水俣工場長に有罪の判決（88年2月最高裁で確定）
3月28日	司法認定：熊本2次判決で被害者の会の原告に補償協定より低額の賠償を認容
1987年 3月30日	国と県の賠償責任で原告全面勝訴：熊本3次1陣訴訟（相良甲子彦裁判長）判決で食品衛生法不適用の責任を含め原告主張を認める（これ以降，地裁判決での国家賠償責任では熊本3次1陣，同2陣，京都で原告が全面または部分的勝訴，東京，大阪，新潟2次で敗訴）
1990年 3月	水俣湾の水銀ヘドロ処理が終了：151万m³を浚渫，埋め立て58㌶，総工費485億円
1995年 9月28日	連立3党の政治決着で政府の最終解決策：未認定者と訴訟原告計1万数千人を対象に，検討会で認めた人へ解決一時金260万円と患者団体加算金をチッソに払わせ，行政は法的責任を認めずに総合対策医療事業の継続などで紛争停止（96年5月までに関西訴訟を除く訴訟で加害企業と和解，行政責任を問われた被告の国と県については原告が訴訟取り下げ）
1996年 5月	外国で水俣病写真展：パリで写真家桑原史成，芥川仁のパネル約100点を合同で公開
1997年 10月	仕切網撤去完了：74年以来水俣湾の魚を封鎖？23年ぶりに湾内漁獲が可能に
2001年 4月27日	控訴審で国家賠償を認める：チッソ水俣病関西訴訟大阪控訴審（岡部崇明裁判長）で，60年1月以降水質2法と県漁業調整規則で排水を規制しなかった国と県は違法の判決（94年7月の大阪地裁1審判決では国と県の責任を認めず原告敗訴）
2004年10月15日	国家賠償責任が確定：チッソ水俣病関西訴訟最高裁判決で控訴審判決を一部修正して是認
2005年10月3日	新たな提訴：水俣病不知火患者会の50人が国，県，チッソに損害賠償を求める（最高裁判決後3000人以上が認定申請，熊本，鹿児島両県認定審査会は委員を再任できず休止状態）
2006年 5月1日	水俣病の公式発見50年：行政や諸団体が各種の記念企画，イベントなど
2007年 4月30日	「水俣を見た7人の写真家たち」展：水俣市の水俣病資料館で．桑原史成，塩田武史，宮本成美，ユージン＆アイリーン・スミス，小柴一良，芥川仁，田中史子が参加
2007年10月11日	胎児性世代が提訴：水俣病未認定患者ら「水俣病被害者互助会」会員9人が，国と県，チッソを相手に2億2800万円の賠償を求め，熊本地裁に提訴
2009年 7月8日	水俣病被害者の救済及び水俣病問題の解決に関する特別措置法（水俣病特措法）：参院本会議で可決成立（共産，社民は反対），未認定患者の救済措置と原因企業チッソの分社化など1995年の政府解決策（約1万数千人が対象）以来2度目の政治決着を図る法律
2011年 1月12日	JNC設立：水俣病特措法に基づき，チッソを分社化してその事業を引き継ぐ新会社として発足（JNCは4月1日から営業開始，チッソは100％出資の持ち会社となり，株式配当を原資に患者への補償金支払いや公的債務の返済をになう親会社へ）
2012年 2月27日	溝口訴訟福岡高裁判決で原告勝訴（西謙二裁判長）：認定審査に必要な病院調査を放置され棄却処分となった故溝口チエを水俣病と認定するよう命じ，複数の症状の組み合わせを必要とする国の水俣病認定基準について「十分であるとは言い難い」（1審判決は原告敗訴）
7月31日	申請者数累計：65151人．水俣病特別措置法に基づく未認定患者救済策への申請を締め切る
10月31日	一時金支給対象者累計：特措法救済申請が始まった10年5月から計23365人
2013年 4月16日	2つの訴訟で，認定棄却の行政処分を不当とする最高裁判決：第3小法廷（寺田逸郎裁判長）が5裁判官全員一致で，患者遺族側の主張を認める▽溝口チエ（水俣市袋，77年7月死亡，95年8月認定棄却，熊本地裁で敗訴，福岡高裁で勝訴）について，熊本県の上告を棄却▽Fさん（水俣市湯出出身，2013年3月死亡，80年5月認定棄却，チッソ水俣病関西訴訟原告，2007年認定義務づけの行政訴訟提訴，大阪地裁で勝訴，大阪高裁で敗訴）について，2審判決を破棄し大阪高裁に差し戻す

©2013　西村幹夫

■著者略歴

小柴 一良（こしば・かずよし）

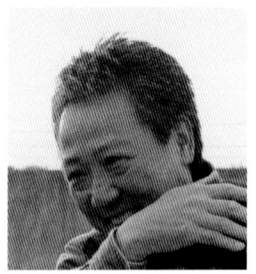

撮影 桑原 史成

1948年	大阪府生まれ
1972年	大阪西川孟写真事務所に撮影助手として入所。その間、土門拳氏の『古寺巡礼１　大和編』『女人高野室生寺』等の撮影助手を務める。
1974年	水俣、出水の水俣病を取材。
1979年	帰阪。この年より企業・自治体のCM、広報写真撮影を始める。
2007年 4月	『水俣を見た７人の写真家たち』展(水俣病資料館)に参加、その合同写真集で、初めて水俣作品を公表。その後、宮崎・豊橋・浜松・横浜・相模原で写真展を開催する。
2009年 3月	新宿ニコンサロンで『水俣よサヨウナラ、コンニチワ』を開催。
7月	大阪ニコンサロンで同写真展開催する。
2011年 9月	キャノン・ギャラリー銀座で『Esprit de Paris』を開催。
10月	キャノン・ギャラリー札幌で同写真展開催。
2012年 1月	キャノン・ギャラリー梅田で同写真展開催。

(公益社団法人)日本写真家協会会員

題字　鬼塚 勇治

水　俣 1974-2013　―水俣よ サヨウナラ、コンニチワ―

発　行 2013年6月28日 第1版第1刷

著　者　小柴 一良
発行者　岩田 弘之
発行所　株式会社 日本教育研究センター
　　　　http://www.nikkyoken.com/
　　　　本　　社　〒540-0026 大阪市中央区内本町 2-3-8-1010
　　　　　　　　　Tel.06-6937-8000　Fax.06-6937-8004
デザイン　中原　航
印刷所　サン美術印刷株式会社

Ⓒ 2013 Kazuyosi Kosiba
Printed in Japan
ISBN978-4-89026-163-5 C0036